成人肠造口护理指南

主　　审　吴欣娟　尚少梅
主　　编　王　泠　胡爱玲　王志稳
副 主 编　周玉洁　郭淑丽　徐洪莲　翁亚娟

人民卫生出版社
·北　京·

图书在版编目（CIP）数据

成人肠造口护理指南 / 王泠，胡爱玲，王志稳主编. 北京：人民卫生出版社，2025. 6. -- ISBN 978-7-117-38171-0

Ⅰ. R473. 57-62

中国国家版本馆 CIP 数据核字第 2025P01G11 号

人卫智网	www.ipmph.com	医学教育、学术、考试、健康，购书智慧智能综合服务平台
人卫官网	www.pmph.com	人卫官方资讯发布平台

成人肠造口护理指南

Chengren Changzaokou Huli Zhinan

主　　编：王　泠　胡爱玲　王志稳
出版发行：人民卫生出版社（中继线 010-59780011）
地　　址：北京市朝阳区潘家园南里 19 号
邮　　编：100021
E - mail：pmph @ pmph.com
购书热线：010-59787592　010-59787584　010-65264830
印　　刷：廊坊一二〇六印刷厂
经　　销：新华书店
开　　本：787 × 1092　1/32　　印张：5.5
字　　数：119 千字
版　　次：2025 年 6 月第 1 版
印　　次：2025 年 8 月第 1 次印刷
标准书号：ISBN 978-7-117-38171-0
定　　价：39.00 元
打击盗版举报电话：010-59787491　E-mail：WQ @ pmph.com
质量问题联系电话：010-59787234　E-mail：zhiliang @ pmph.com
数字融合服务电话：4001118166　E-mail：zengzhi @ pmph.com

编　者（以姓氏笔画为序）

于洪霞（中国医学科学院肿瘤医院）
马　卓（中山大学附属第八医院）
马　蕊（北京大学人民医院）
王　泠（北京大学人民医院）
王志稳（北京大学护理学院）
邓小红（中山大学附属第三医院）
刘　媛（中山大学附属第三医院）
苏媛媛（北京大学人民医院）
陈　琳（中国人民解放军东部战区总医院）
周　青（中山大学附属第三医院）
周玉洁（北京大学第三医院）
庞　冬（北京大学护理学院）
赵培玉（北京和睦家医院）
胡爱玲（中山大学附属第三医院）
徐洪莲（海军军医大学第一附属医院）
翁亚娟（南京大学医学院附属鼓楼医院）
郭淑丽（中国医学科学院北京协和医院）
黄　蕾（中山大学附属第三医院）
谢华晓（北京大学人民医院）

序　一

近年来，随着结直肠癌等恶性肿瘤发病率的提高，我国肠造口患者数已超过 100 万，每年新增肠造口患者数超过 10 万例，为肠造口患者提供高质量的护理成为伤口、造口、失禁专科护理领域的重要工作之一。中华护理学会伤口、造口、失禁护理专业委员会联合中国抗癌协会大肠癌整合护理专业委员会和北京大学医学部循证护理研究中心邀请本领域权威的临床护理专家和循证护理专家共同编写了《成人肠造口护理指南》，旨在为肠造口患者获得科学化、规范化、标准化的护理服务提供依据。

中华护理学会一直致力于成为护理事业的推动者，人类健康的促进者。作为中华护理学会的理事长，非常高兴看到《成人肠造口护理指南》正式出版，这部指南内容全面、架构清晰，制定方法科学、过程严谨，在充分回顾国内外最新研究进展的基础上，紧密结合临床需求，汇集该领域专家丰富的临床经验，对肠造口护理实践中可能面临的问题及关注要点提供了切实可行、科学可靠的建议；同时，为进一步提高可读性与临床实用性，该指南充分遵循实用、通俗、易懂的原则，希望各级医疗机构的护理同仁能够学习和理解该指南，并以该指南为借鉴，紧密结合临床实践、患者意愿和自身专业判断，为肠造口患者提供更高质量的护理服务，造福每一位肠造口患者。

最后，由衷地感谢在本指南编写过程中各位编者的辛勤付出！祝愿我国伤口、造口、失禁专科护理事业不断创新、勇攀高峰！

中华护理学会理事长

2025年3月

序　二

肠造口是指出于治疗目的，将一段肠管拉出腹壁外所做的人工回 / 结肠开口，粪便由此排出体外。该技术无疑会给患者的生理、心理及社会等方面带来挑战，影响其生活质量。中华护理学会伤口、造口、失禁护理专业委员会联合中国抗癌协会大肠癌整合护理专业委员会和北京大学医学部循证护理研究中心紧密结合国际学术动向，从循证医学的角度出发，制定了《成人肠造口护理指南》，旨在通过科学的方法将科研结论、临床经验和患者需求相结合，提高肠造口患者的护理质量。

《全国护理事业发展规划（2021—2025 年）》指出，护理事业需要紧紧围绕人民健康需求，构建全面全程、优质高效的护理服务体系，不断满足群众差异化的护理服务需求。《成人肠造口护理指南》的制定始终坚持以临床需求为导向，以循证医学证据为依托，严格遵循科学的方法，集结我国伤口、造口、失禁护理领域专家的智慧，检索国内外最新的关于肠造口护理的文献，对收集的证据进行严格、审慎地筛选，充分考虑临床实际工作，为肠造口护理过程中可能面临的问题提供切实可行、科学可靠的建议。本指南内容涵盖广泛，临床实用性强，将为我国肠造口护理事业的发展起到重要的推进作用。

《成人肠造口护理指南》经过我国伤口、造口、失禁护理领域专家和循证护理领域专家反复而严格的审核、修订等流程，终于与读者见面了。衷心感谢为本指南编写作出贡献的各位专家，也希望各位护理同仁能够在临床工作中以评判性思维科学、客观地使用本指南，助力肠造口患者早日回归正常的生活。

北京大学护理学院院长

2025 年 3 月

前言

我国肠造口患者数已超过100万，每年新增肠造口患者数超过10万例。尽管肠造口术提高了患者的生存率，但也使患者的生活发生了巨大的改变，肠造口术后患者面临包括躯体形象困扰、日常生活活动受限制、造口及造口周围并发症、情绪调节障碍等诸多问题。

肠造口护理是一项专业性强的护理技能，尤其是对于造口及周围皮肤并发症的观察和处理，对临床护理人员的专业护理知识和技能有较高要求。随着快速康复外科理念的推广，患者在院内掌握必要的造口护理知识、技能的时间相应减少。研究表明，肠造口患者出院准备度处于中等水平，住院期间所获得的健康指导尚不能满足患者需求，患者在出院后很长一段时间内仍不能适应有肠造口的生活。79.69%的肠造口患者希望从社区得到肠造口日常生活护理的指导，但目前国内社区护理人员对于肠造口护理知晓率低、利用率低、满足率低。因此，迫切需要一部专门关于成人肠造口护理的循证指南，以指导和帮助临床医护人员、社区护理人员、患者及其家属进行肠造口护理，从而提高肠造口患者生活质量。

为此，中华护理学会伤口、造口、失禁护理专业委员会联合中国抗癌协会大肠癌整合护理专业委员会和北京大学医学部循证护理研究中心组织全国相关领域专家，按照临床实践指南的编制程序，确定临床问题，系统检索国内外成人肠造口护理方面的相关指南、系统评价及原始研究等，并对各类型文献进行质量评价，最后采用专家决策的方式形成推荐意见。希望本指南能够成为临床护理人员的成人肠造口护理循证指引，指导临床实践，提升护理质量，保障护理安全，最终使患者获益。

鉴于循证依据具有很强的时效性，本指南基于当前检索到的证据进行编写，可能会与今后的学术进展有差异，请读者参考本指南的同时，随时保持对最新科学研究的关注，我们也会紧随学术进展对本指南进行适时的更新。

本指南在编写过程中，得到了伤口、造口、失禁护理，外科护理，护理管理以及循证护理等多个领域专家们的大力支持；此外，北京大学护理学院的硕士研究生侯银萌、张凤娇、李辉、周露、张正扬等在文献检索和质量评价过程中付出了辛勤劳动，值此指南出版之际，一并表示最衷心的感谢！

王　泠　胡爱玲　王志稳

2025 年 3 月

目　录

第一章 成人肠造口护理指南介绍

第一节 概 述

肠造口是指通过手术将患者的肠管拉出腹腔并缝合于腹壁上，以达到帮助患者排泄的目的。随着人们膳食结构和生活方式的转变，全球结直肠癌患病率和死亡率迅速增长，而肠造口术作为结直肠癌最重要的治疗方式之一，也造成全球造口人群的逐渐庞大。我国肠造口患者已累计达 100 万例，预计每年新增 10 万例，且今后仍有逐渐增加趋势。尽管肠造口术帮助患者重建排泄系统，延长了个人的生存周期，但患者往往需要面对来自生理、心理和社会等多方面的挑战，加之患者适应能力的差异，易出现造口并发症或焦虑、抑郁等心理障碍，给个人和家庭带来沉重的负担。

肠造口护理是一项专业性较强的护理技能，尤其是肠造口及周围皮肤并发症的观察和治疗，对临床护理人员的专业护理知识和技能有较高要求。随着快速康复外科理念的推广，患者在院内掌握必要的肠造口护理知识、技能的时间相应减少。研究表明，肠造口患者出院准备度处于中等水平，住院期间所获得的健康指导尚不能满足患者需求，患者在出院后很长一段时间内仍不能适应日常生活。因此，迫切需要一份专门的成人肠造口护理的循证指南以指导国内临床医护人员、社区护理人员、患者及其照顾者进行肠造口护理，从而提高肠造口患者生活质量。

目前已有的指南如 *Supporting Adults Who Anticipate or Live with an Ostomy*、*International Ostomy Guideline*：*2nd Edition* 等均是为国外患者所制定的指南，缺少适合中国患者的肠造口护理指南，尤其缺少包括术前、术后康复期和并发症护理的整体全面适用的护理指南。

本指南由中华护理学会伤口、造口、失禁护理专业委员会联合中国抗癌协会大肠癌整合护理专业委员会和北京大学医学部循证护理研究中心组织编写，2022 年 1 月启动编写工作，制定前严格按照 WHO 指南编制方法进行工作，确定指南制定的方法及流程。主要制定过程包括成立工作组、确立临床问题、证据检索与评价、证据汇总及分级、形成推荐意见、形成指南初稿、专家外审、定稿。

本指南在制定时严格遵循以下原则：

1. 指南应基于当前已有的且经过质量评价的证据。

2. 指南制定时为多学科共同协作。

3. 充分考虑了患者的意愿和价值观。

4. 制定过程透明，避免利益冲突。

5. 明确干预措施与健康结局之间的关系，并对证据质量和推荐强度进行分级。

6. 在形成推荐意见时充分衡量了证据质量、患者意愿以及我国的临床实际情况。

第二节 目的与适用范围

本指南的目的是提供有关成人肠造口护理的循证建议，

用循证护理措施指导成人肠造口全程护理，预防肠造口相关并发症，从而提高肠造口患者生活质量。

本指南适用于各级各类医疗机构、医养结合机构及家庭等。

目标人群：本指南关注的对象是需要接受肠造口手术的成年人，适用于我国不同地区各种护理环境下接受护理服务的所有肠造口人士，包括临时性肠造口以及永久性肠造口。

使用人群：可供所有相关临床科室的各类卫生保健人员使用，包括造口专科护士、临床护士、社区护士等。

第三节 推荐意见摘要

本指南共有89条推荐意见，摘要见表1-3-1。

表1-3-1 《成人肠造口护理指南》中推荐意见摘要

推荐意见	证据等级	推荐意见等级
1. 术前评估及护理		
对拟行肠造口的患者进行既往史、生理状况、生活质量和文化背景等方面的评估	5a	A
对拟行肠造口的患者进行营养评估	5b	A
对拟行肠造口的患者进行心理状态评估并给予心理支持	4b	A
由造口治疗师或造口专科护士等接受过培训的人员对拟行肠造口的患者进行围手术期健康教育	1b	A
拟行肠造口患者术前健康教育的内容包括胃肠道的基本解剖和生理知识、手术及造口类型、造口位置和预期的功能、心理准备和生活方式调整、造口护理用品的选择、清空和更换造口袋的演示、造口的自我管理等	5b	A

续表

推荐意见	证据等级	推荐意见等级
拟行肠造口患者术前健康教育的形式应多样，包括口头、书面、数字多媒体等	1c	A
对拟行肠造口择期或急诊手术的患者，宜术前进行造口定位	5b	A
由经过培训的造口专科护士或医生进行术前造口定位	1a	A
肠造口定位须考虑以下因素：腹直肌位置、患者因素、手术因素、多个造口等	1b	A
最佳造口定位在腹直肌上，避开腹部瘢痕、皮肤皱褶或腰带线	1b	A
回肠造口定位在右下腹脐与髂前上棘连线中上 1/3 处；乙状结肠造口用前述方法定位在左下腹；横结肠造口宜在上腹部以脐和肋缘分别作一水平线，两线之间，且旁开腹中线 5～7cm，再根据患者腹部情况适当调整	5b	A
体重指数（BMI）≥30kg/m^2 者，造口位置宜定在腹部隆起的最高处	5b	A
以卧位、坐位、立位和体前屈位检查患者，确定最佳造口位置	5b	A
选用外科标记笔标记选定的造口部位，如果需要可用透明薄膜敷料覆盖该部位保存最后的标记	5b	A
2. 肠造口术后护理		
2.1　术后评估及护理		
每次更换造口袋时，使用经过验证的评估工具评估造口周围皮肤状态，并及时与患者及其照顾者沟通	2c	A
对肠造口患者进行术后营养评估	1c	A
肠造口患者术后早期宜进低渣饮食，少量、多次进食并保持足够的液体摄入量	5c	A

续表

推荐意见	证据等级	推荐意见等级
肠造口患者术后应避免摄入碳酸饮料和产气食物、吸管啜饮、吸烟和饮食不规律等	5b	A
对于回肠造口和造口狭窄者，应避免进食木耳等菌菇及芹菜等高纤维食物	5b	A
为肠造口患者制订及执行护理计划时，应考虑个人、社会、经济和医疗系统等因素的影响	5b	A
由患者、照顾者和造口治疗师 / 造口专科护士 / 临床医生共同制订和实施肠造口护理计划	5b	A
由造口治疗师 / 造口专科护士 / 临床医生进行分阶段健康教育，以强化患者及其照顾者自我护理技能	1a	A
通过健康教育，肠造口患者及其照顾者能识别正常造口颜色、高度、周围皮肤外观等；能够描述造口外观及造口周围皮肤发生的变化并及时就医	5b	A
肠造口患者术后健康教育的内容包括患者特定类型造口手术相关的关键因素：①生理方面（解剖和功能）；②造口管理的技术方面（更换造口袋流程）；③营养；④着装；⑤药物；⑥身体形象；⑦心理问题（抑郁、焦虑、悲伤）；⑧社会 / 娱乐问题（工作和娱乐）；⑨人际关系；⑩性生活 / 亲密关系问题；⑪造口及周围皮肤常见并发症；⑫可利用资源（伤口造口失禁护理小组、互联网、造口协会）	1a	A
2.2 造口护理用品的选择		
选择造口护理用品时，应充分评估患者的造口类型和位置、腹部形态、生活方式、个人喜好、视力和手的灵活性	5b	A
选择造口护理用品时，应考虑其安全性和密闭性，以降低渗漏的风险	5b	A

续表

推荐意见	证据等级	推荐意见等级
造口术后早期的患者，选择透明、无碳片、开口袋	5b	A
造口术后恢复期的患者，根据生活方式和个人喜好选择造口袋，一般更倾向于选择不透明的造口袋	5b	B
有视力障碍的肠造口患者，选择透明造口袋	5b	A
手部灵活性较差的肠造口患者，选择预开口或可塑造口底盘	1c	B
高排量的肠造口患者，选择高容量造口袋	5b	A
如有以下情况，可考虑选择凸面底盘：		
（1）造口回缩 / 低平	5b	A
（2）高排量肠造口	5b	A
（3）腹部松弛或造口周围皮肤不平坦	5b	A
（4）出现渗漏或由于渗漏引起造口周围皮肤并发症	5b	A
（5）造口袋佩戴时间未达到预期更换时间	5b	B
造口回缩患者，使用凸面底盘加腰带	5b	A
造口周围皮肤有凹陷时，使用防漏膏 / 条 / 贴环可以提高造口袋的密闭性，减少渗漏的发生	1b	A
对于造口周围皮肤脆弱的患者，使用造口护肤粉和皮肤保护膜等保护造口周围皮肤	1c	A
2.3　造口袋的更换及排放		
使用生理盐水或温水等柔和、低敏、无刺激的溶液清洗造口周围皮肤，避免使用含有油或乳液的肥皂或湿巾；清洁力度须轻柔，并使皮肤充分干燥	5b	B
揭除造口底盘时，用一只手按住皮肤，另一只手由上而下轻柔揭除造口底盘	5b	A
先测量肠造口，根据造口大小 / 形状裁剪底盘，开口孔径大于造口根部 1～2mm	5b	A

续表

推荐意见	证据等级	推荐意见等级
更换造口袋时，对准肠造口由下而上粘贴，再轻轻加压	5b	A
更换造口袋选择清晨空腹的时间，取半坐位或坐位	5b	A
每3～7天更换一次造口底盘，且造口袋内排泄物1/3～1/2满时及时排放	1b	A
造口底盘发白或卷边时应尽快更换，造口底盘渗漏时立即更换	5b	A
2.4　出院准备度		
造口治疗师/造口专科护士/临床医生为肠造口患者制订出院计划	5b	A
根据患者护理需求、造口自我护理能力、社会支持情况等制订出院计划	5b	A
为肠造口出院患者实施以下出院指导： （1）讲解适用的造口护理用品和附件产品（如防漏膏、护肤粉和防漏贴环等）的使用方法和注意事项 （2）由经过资质认证的造口治疗师/造口专科护士提供后续预约服务 （3）提供可用资源的相关信息，如电话随访、互联网咨询等	5b	A
3．康复期护理		
为康复期肠造口患者开展延续性护理，内容包括评估患者造口适应能力、造口护理知识及技能、资源利用和生活质量，进行饮食、运动、衣着、性生活、社会生活方面的教育，提供有关支持服务的信息	1a	A
采用造口门诊、电话、“互联网+”等方式对康复期肠造口患者进行延续性护理	1a	A
采用同伴教育、积极心理干预、患者教育等方式对康复期肠造口患者进行心理干预	1a	A

续表

推荐意见	证据等级	推荐意见等级
对临时性造口患者进行盆底康复训练	1b	A
降结肠或乙状结肠造口患者宜进行结肠造口灌洗	2d	B
4. 肠造口及周围皮肤并发症护理		
4.1　肠造口并发症护理		
术前进行造口定位，可定位于腹直肌上或腹直肌旁，造口术前定位可预防造口旁疝、造口坏死、造口回缩、造口狭窄、造口旁瘘和造口周围潮湿相关性皮肤损伤等	2b	A
住院期间对肠造口患者实施临床护理路径，可降低并发症发生率，提高患者的自我护理能力，改善其生活质量	3c	A
出院后开展延续性护理，可预防造口及造口周围皮肤并发症的发生	1b	A
4.1.1　造口旁疝的护理		
应进行造口旁疝危险因素评估，包括腰围和体重指数等，并根据需要提供体重管理建议	5b	B
提供造口旁疝预防的围手术期教育：		
（1）术前加强腹部核心肌群训练并减轻体重	5b	B
（2）术后避免提重物，穿着轻便服装	3c	A
（3）3 个月内开始进行腹部肌肉锻炼，并持续至少 1 年	3c	A
在患者腹带下使用 3D 打印的造口旁疝固定片，可预防造口旁疝的发生	3c	A
永久性肠造口患者术后应用造口旁疝腹带，可使造口底盘使用时间延长，并预防造口旁疝发生	3c	A
造口部位不应用于标本提取或开展其他技术操作，以减少造口旁疝发生的风险	3c	A

续表

推荐意见	证据等级	推荐意见等级
出现造口旁疝时，可以考虑以下干预措施：		
（1）使用造口腹带	3c	A
（2）如果水和粪便不容易流出，停止结肠造口灌洗	5b	B
（3）使用顺应性较好的造口底盘以防止造口周围皮肤损伤	5b	B
（4）应寻求外科医生的意见，尽早修复。如果疝嵌顿和/或造口颜色发生变化，建议患者进行紧急手术治疗	5b	B
4.1.2　造口坏死的护理		
在肥胖患者上腹部标记造口位置，可能会减少手术切除肠系膜的范围，并最大限度地减少血管对造口的损害	5b	B
造口颜色出现深棕色或黑色时，需要立即评估和密切观察，以确定缺血和坏死的程度：		
（1）可向造口内插入一根涂有润滑剂的玻璃试管，同时用手电筒检查近端黏膜的情况；也可使用可弯曲的乙状结肠镜或带有光源的肛门镜进行检查	5b	B
（2）触诊造口，有助于确定黏膜温度和肿胀情况	5b	B
出现造口坏死后可采取以下措施：		
（1）使用二件式透明造口袋	4d	B
（2）遵医嘱去除造口周围碘仿纱布，或将缺血区域缝线拆除1～2针，观察血运恢复情况	5b	B
（3）根据缺血和坏死的程度处理造口坏死：浅层坏死可以继续观察；如果缺血和坏死较深，须评估是否需要清创；如果坏死在筋膜以下，建议患者进行紧急手术治疗	4d	B
4.1.3　造口皮肤黏膜分离的护理		
根据造口皮肤黏膜分离的程度进行处理：	5b	B

续表

推荐意见	证据等级	推荐意见等级
（1）如果分离较浅，可以考虑在分离部位使用造口护肤粉 （2）如果分离较深，考虑用吸收性敷料填塞，如藻酸盐敷料或亲水性纤维敷料，并覆盖水胶体敷料、防漏膏/皮/环等 （3）如果患者有感染风险，可考虑使用抗菌敷料 （4）如果患者发生全身感染，取伤口分泌物送细菌培养，根据药敏试验结果遵医嘱给予全身抗生素		
4.1.4　造口回缩的护理		
根据造口回缩程度进行护理： （1）当造口回缩时，考虑使用凸面底盘和/或腰带，尝试将造口高度提高到皮肤水平以上 （2）如果没有达到预期底盘更换时间且并发症持续存在，应转介医生，评估是否需要手术干预	5b	A
4.1.5　造口狭窄的护理		
根据造口狭窄对排便影响程度进行护理： （1）对于造口轻度狭窄者，可改变饮食习惯，减少不溶性纤维的摄入，使用大便软化剂，增加液体摄入，保持大便柔软 （2）当造口狭窄影响排便时，暂时用手指扩张造口以帮助造口排泄，但不应长期扩张 （3）严重的狭窄须评估是否采用手术矫正	5b	A
4.1.6　造口脱垂的护理		
为防止临时性肠造口脱垂，回肠袢式造口术优于结肠袢式造口术	1b	A
对已出现造口脱垂的患者考虑采取以下措施： （1）调整造口底盘的开口，以防对造口造成损伤	5b	B

续表

推荐意见	证据等级	推荐意见等级
(2) 使用造口腹带与脱垂固定装置		
(3) 根据造口脱垂的长度，评估一件式造口袋是否可以最大限度地减少脱垂造口的创伤		
(4) 指导患者或照顾者评估脱垂造口的颜色变化，如造口颜色变暗或缺血时应及时就医		
4.1.7　造口旁瘘的护理		
采取综合护理方案护理造口旁瘘：①积极治疗可能导致瘘管发生的潜在疾病（如克罗恩病）；②选择合适的造口袋以充分保护皮肤；③如果通过改变造口袋类型仍无法改善造口旁瘘，可以考虑手术治疗	5b	A
4.2　肠造口周围皮肤并发症护理		
4.2.1　造口周围潮湿相关性皮肤损伤的护理		
基于肠造口及周围身体形态的动态评估，选择适合患者的造口护理用品和附件产品，保持造口底盘与造口周围皮肤的密闭性，预防排泄物渗漏	1b	A
可根据产品说明书推荐使用时长、患者实际使用后底盘黏胶腐蚀情况和渗漏发生规律，预测安全使用周期，应在发生渗漏或造口周围皮肤出现瘙痒、烧灼感之前更换底盘	5b	A
根据造口形状、大小的变化，动态调整造口底盘开口大小，以最大程度减少造口周围皮肤暴露，尤其是造口术后早期	5c	A
出现造口周围潮湿相关性皮肤损伤时，采取以下措施：		
(1) 立即查找病因并针对性调整造口护理方法和 / 或更换造口护理用品类别，以防止进一步损伤	5c	A

续表

推荐意见	证据等级	推荐意见等级
（2）皮肤损伤处渗出液为少量时，选择使用造口护肤粉联合无刺激性皮肤保护膜治疗受损皮肤	5c	A
（3）皮肤损伤处渗出液为中至大量时，选择水胶体敷料、藻酸盐敷料等具有吸收和收敛作用的敷料治疗	1b	A
指导患者及照护者早期识别和有效干预造口周围潮湿相关性皮肤损伤	4b	A
4.2.2　造口周围变应性接触性皮炎的护理		
当患者出现造口周围变应性接触性皮炎时，尽早识别并停止使用引发变态反应的造口护理用品；斑贴试验可用于识别变应原	4a	A
应优先使用温水或使用低致敏性、无刺激性的清洗液清洁受损皮肤，不宜使用碱性肥皂或任何含有防腐剂、消毒剂的清洗用品	5c	A
局部使用皮质类固醇药物控制炎症并减轻症状，优先选择粉剂或喷雾；如使用膏剂，须待完全吸收后再使用造口底盘和附件产品	1b	A
根据变应性接触性皮炎情况调整造口袋更换频率，造口底盘下方渗出液多时，可能需要更频繁地更换造口底盘，直到皮肤刺激症状消失	1b	A
4.2.3　造口周围皮肤念珠菌 / 真菌感染的护理		
出现造口周围皮肤念珠菌 / 真菌感染时可采取以下措施：		
（1）在粘贴造口底盘和附件产品前局部使用抗真菌药物	1b	A
（2）抗真菌药物优先选择粉剂和溶液，如因无法获取而必须使用膏剂时，须待完全吸收后再使用造口底盘和附件产品	5c	A

续表

推荐意见	证据等级	推荐意见等级
造口周围皮肤持续或严重真菌感染的患者应遵医嘱使用口服或静脉注射抗真菌药物	1b	A
应保持造口周围皮肤感染部位干燥，选择密封性好的造口护理用品并及时更换，防止造口底盘下方出现渗漏引起潮湿加重感染	1b	A
4.2.4 造口周围机械性皮肤损伤：医用黏胶相关皮肤损伤（MARSI）的护理		
应选择黏合力适中的造口底盘。揭除造口底盘时双手操作，在皮肤与底盘接触面边缘按住皮肤，以低角度从上向下缓慢移除	5b	A
黏胶去除困难或造口周围皮肤脆弱时可使用黏胶去除剂，使用后须彻底清洗。应避免使用柑橘类、乙醇类和油性黏胶去除剂，推荐使用硅油基配方黏胶去除剂	4a	A
4.2.5 造口周围机械性皮肤损伤：器械相关压力性损伤的护理		
造口周围器械相关压力性损伤与造口腰带、支撑棒、底盘、尾夹同皮肤接触面压力作用相关。使用造口护理用品时应在保证密封性能基础上压力最小化，并关注造口护理用品衔接处皮肤情况	5b	A
出现造口周围器械相关压力性损伤时，应评估和消除压力源。已出现皮肤破溃时，使用吸收性敷料吸收创面渗出液，如造口护肤粉、藻酸盐敷料或聚氨酯泡沫，防止底盘粘贴不牢固	1c	A
4.2.6 造口周围毛囊炎的护理		
造口周围毛发稠密者应及时剃除毛发，以防止揭除底盘时导致毛囊损伤而引发毛囊炎；注意避免干剃或使用脱毛剂损伤毛囊，可考虑永久性脱毛	2b	B

续表

推荐意见	证据等级	推荐意见等级
应评估造口周围毛囊炎的表现，遵医嘱进行细菌培养以明确感染类型，根据细菌培养结果进行药物治疗	2b	A
4.2.7 造口周围坏疽性脓皮病的护理		
发生造口周围坏疽性脓皮病时，可采取下列措施： (1) 应评估患者是否存在继发性伤口感染 (2) 可使用吸收性敷料，如藻酸盐敷料或亲水纤维敷料吸收多余水分，便于底盘粘贴，并按需调整造口底盘更换频率 (3) 应进行疼痛管理	5b	A
4.2.8 造口周围静脉曲张的护理		
出现造口周围静脉曲张，可采取下列措施： (1) 应避免使用坚硬的造口护理用品，以免造成伤害 (2) 如有急性出血可直接按压局部止血，如仍不能止血应立即转诊医院进一步治疗，使用止血药或局部缝扎等方法处理	5b	A
4.2.9 造口缝线肉芽肿的护理		
出现造口缝线肉芽肿，可采取下列措施： (1) 应探查造口缝线肉芽肿周围，寻找并取出残留缝线，必要时使用硝酸银涂抹 (2) 更换造口袋前，先在肉芽肿处涂抹造口护肤粉以吸收多余水分 (3) 根据造口根部形状大小裁剪底盘，避免边缘摩擦造口黏膜导致肉芽增生	5b	A

第二章 肠造口术前护理

第一节 概 述

随着医疗水平的进步和发展，肠造口手术挽救了越来越多的中低位直肠癌患者的生命。但是，因为排便方式的改变和长期佩戴造口袋使患者的自我形象发生改变，患者易出现心理问题及社会心理障碍，严重时会影响其生活质量。美国外科医生 Turnbull 首先提出了造口治疗是一门新的学科，即“造口治疗学”。Turnbull 认为肠造口治疗是一种特别的治疗，除肠造口手术技术外，还应格外注意肠造口患者的腹部造口护理、预防和治疗肠造口并发症，开展肠造口患者和照顾者的心理咨询，为肠造口患者提供各种康复护理。他在克利夫兰医学中心开设了第一所造口治疗师学校，开拓了造口护理的先河。肠造口评估是实施肠造口护理的首要任务；通过全面而专业的健康教育有助于减轻肠造口患者术前的恐惧和焦虑，提高患者接受肠造口手术的程度；帮助患者进行造口位置的选择，可减少术后护理问题，提高生活质量。

本章内容主要阐述肠造口患者术前评估及护理、造口定位方面的内容。

第二节 术前评估及护理

术前评估是肠造口术前护理的第一步，也是重要的一步，主要对患者进行营养状况、既往史、生理状况、文化及心理等方面的评估，术前做好心理护理与健康教育，保证护理安全，减轻患者的心理负担，提高患者生活质量。

【推荐意见1】对拟行肠造口的患者进行既往史、生理状况、生活质量和文化背景等方面的评估。(5a，A)

证据描述：2019年加拿大安大略省注册护士协会专家小组(Registered Nurses' Association of Ontario，RNAO)在《成人造口患者术前术后的护理支持(第2版)》以及2020年世界造口治疗师协会(World Council of Enterostomal Therapists，WCET)在《国际造口指南(第2版)》指出，护士术前应评估：①既往史和生理状况等，包括患者的年龄、性别、疾病诊断、既往史、手术方案、造口类型和持续时间，并解释造口术后可能发生的生活方式改变，如社会关系、心理准备、身体状况、认知状况、居住环境和生活条件；患者的特殊身体状况，如视力或听力受损；腹部评估。②生活质量，包括心理困扰、身体形象和性生活困扰。③文化背景和精神状况等。

《中低位直肠癌手术预防性肠造口中国专家共识(2022版)》指出，造口术前有必要对患者的基本情况、心理状态、教育文化背景、职业特点和家庭经济状况等进行全面评估，以降低患者造口相关并发症的发生率，提高患者造口术后生活质量。

【推荐意见2】对拟行肠造口的患者进行营养评估。(5b，A)

证据描述：2015年美国伤口造口失禁护士协会(Wound,

Ostomy, and Continence Nurses Society, WOCN）在《新造口患者出院计划最佳实践指南》中指出向造口患者或主要照护者提供饮食以及液体摄入量的具体建议，考虑对所有拟行肠造口的患者进行营养评估。

【推荐意见3】对拟行肠造口的患者进行心理状态评估并给予心理支持。（4b，A）

证据描述：2019年RNAO在《成人造口患者术前术后的护理支持（第2版）》中建议，卫生保健提供者应评估即将或已接受造口术的患者的生活质量。关注的重点领域应包括：心理困扰（焦虑和抑郁）和自我认同（性取向和身体形象）。

2020年中华护理学会《成人肠造口护理》团体标准指出，应评估患者的心理状态，确定存在的主要问题；应鼓励患者说出自己的感受，耐心倾听；应帮助患者认识肠造口手术的目的，增强对手术成功的信心和康复的勇气。

《中低位直肠癌手术预防性肠造口中国专家共识（2022版）》指出，术前应重视患者的情绪需要及心理创伤程度，并有针对性地向患者提供心理疏导及支持，必要时提供同伴支持教育。

Farahani等在2022年的系统评价结果中显示，全球拟行造口术患者的焦虑患病率为47.60%，全球拟行造口术患者的抑郁患病率为38.86%。

【推荐意见4】由造口治疗师或造口专科护士等接受过培训的人员对拟行肠造口的患者进行围手术期健康教育。（1b，A）

证据描述：2017年WOCN更新的《成人肠/泌尿造口术患者临床管理指南》、2019年RNAO的《成人造口患者术前术后的护理支持（第2版）》以及2020年WCET的《国际造口指南（第 2 版）》指出拟行肠造口的患者围手术期健康教育应由接受过培训的人员进行，如造口治疗师或伤口造口失禁专科护士。

2018 年 WOCN 的临床指南《成人肠 / 泌尿造口术患者管理》指出，由专科护士（如 WOC 护士）对接受造口手术的患者进行术前教育。

2019 年意大利多学科造口研究小组（Multidisciplinary Italian Study Group for Stomas，MISSTO）的《意大利成人肠造口手术治疗指南》指出，对患者及照顾者进行术前宣教，可提高患者术后生活质量，改善造口管理，缩短平均住院时间。

2022 年美国结直肠外科医师协会（American Society of Colon and Rectal Surgeons，ASCRS）的《造口手术临床实践指南》指出，择期拟行肠造口的患者应由伤口造口失禁专科护士等专业人员进行术前教育。

【推荐意见 5】拟行肠造口患者术前健康教育的内容包括胃肠道的基本解剖和生理知识、手术及造口类型、造口位置和预期的功能、心理准备和生活方式调整、造口护理用品的选择、清空和更换造口袋的演示、造口的自我管理等。（5b，A）

证据描述：2017 年 WOCN 更新的《成人肠 / 泌尿造口术患者临床管理指南》指出，在提供造口术前教育时应重点关注造口的自我护理和 / 或照顾者的协助；造口术前教育内容包括，介绍胃肠道和 / 或泌尿系统的解剖和生理学，描述计划的手术程序，简要概述生活方式的改变，造口袋系统介绍，同时应注重患者的心理准备。

2017 年 WOCN 的《加速康复外科肠造口患者护理最佳实践指南》指出，术前教育至少应包括以下内容：①胃肠道/泌尿生殖系统的基本解剖学和生理学。②手术流程和造口类型、位置和功能期望。③心理准备和生活方式的调整。④造口护理用品的选择。⑤演示如何清空和更换造口袋，患者或照顾者应做一次清空造口袋的演示，应鼓励患者手术前在家练习佩戴和清空造口袋，并进行造口袋的更换。⑥术后期望与造口的自我管理有关。⑦可能的并发症如脱水、小肠梗阻、造口及造口周围皮肤健康、造口旁疝的形成与发展以及造口袋更换频次。⑧提供造口同伴的信息。

2020 年 WCET 的《国际造口指南（第 2 版）》指出，术前对患者/照顾者的教育应包括对手术过程的解释、术后造口/造口周围皮肤的自我护理或关闭造口的通常预期。

2019 年 RNAO 在《成人造口患者术前术后的护理支持（第 2 版）》中建议伤口造口失禁专科护士在整体造口护理中应进行术前造口定位并提供围手术期教育和咨询。术前教育和咨询包括以下内容：①手术过程的描述和造口图片的展示。②术前干预措施的解释（如造口定位）。③造口护理的指导与实践示范。④回顾造口术用品需求。⑤描述预期术后的院内干预措施。⑥解释如何处理常见并发症。⑦描述造口对日常生活的影响（如性生活）。⑧回顾饮食和水分需求的变化。

【推荐意见 6】拟行肠造口患者术前健康教育的形式应多样，包括口头、书面、数字多媒体等。（1c，A）

证据描述：2017 年 WOCN 的《加速康复外科肠造口患者护理最佳实践指南》指出，患者及其照顾者应单独或集体接受术前教育。信息应以各种形式提供，包括但不限于口头、书面和数字格式。

【推荐意见 7】对拟行肠造口择期或急诊手术的患者，宜

术前进行造口定位。（5b，A）

证据描述：2020 年的中华护理学会的《成人肠造口护理》团体标准指出，宜在术前 1 天为患者进行造口定位。

2019 年 MISSTO 的《意大利成人肠造口手术治疗指南》指出，无论是择期手术还是急诊手术，术前造口定位均可促进患者自我护理，减少造口并发症，提高术后生活质量。

2015 年 WOCN 和 ASCRS《关于接受结肠造口术或回肠造口术的患者术前造口定位的立场声明》指出，对于有造口可能的患者，术前应进行造口宣教和造口部位的选择。

【推荐意见 8】由经过培训的造口专科护士或医生进行术前造口定位。（1a，A）

证据描述：2017 年 WOCN 的《加速康复外科肠造口患者护理最佳实践指南》指出，造口定位应由接受过程序培训的造口治疗师、外科医生或卫生保健专业人员完成。

2017 年 WOCN 更新的《成人肠 / 泌尿造口术患者临床管理指南》指出，确保术前造口定位由训练有素的临床医生进行，以提高患者在造口护理中的独立性，促进日常生活及正常活动的恢复，减少术后并发症。

2016 年英国造口护理护士协会（Association of Stoma Care Nurses UK，ASCN）的《ASCN 造口护理国家临床指南》指出，同意造口的患者（潜在的或确定的）将由具有一定操作能力的注册护士进行正确的造口定位。

2022 年 ASCRS 的《造口手术临床实践指南》指出，在可能的情况下，术前应由经过培训的医务人员标记合适的潜在造口部位。

2020 年 WCET 的《国际造口指南（第 2 版）》指出，对于择期和非择期（如果可能）手术，应在术前由熟练的造口治疗师/造口护士/临床医生进行造口定位。

2015 年 WOCN 和 ASCRS《关于接受结肠造口术或回肠造口术的患者术前造口定位的立场声明》指出，结直肠外科医生和有资质的造口护士是选择和标记造口部位的最佳临床人员。

【推荐意见 9】肠造口定位须考虑以下因素：腹直肌位置、患者因素、手术因素、多个造口等。（1b，A）

证据描述：2017 年 WOCN 更新的《成人肠/泌尿造口术患者临床管理指南》指出，为选择和标记最佳的造口部位，须评估和考虑以下因素：①造口位置，应位于腹直肌内。②腹部轮廓，判断腹部是否突出或下垂，是否有皮肤皱褶、折痕或瘢痕等。③是否存在疝。④体形，确定患者是否肥胖或极度消瘦。⑤身体功能状态，确定是否存在关节挛缩、姿势或行动问题、医疗设备的使用（如支具、假体、轮椅等），是否视力受限或手部灵活性受限。⑥视野，评估患者对造口位置的观察能力。⑦生活方式，确定患者日常的腰带线和服装类型、职业、运动、爱好等。

2020 年 WCET 的《国际造口指南（第 2 版）》指出，造口部位的标记应考虑患者的身体特征、生活方式及其他文化影响。

2015 年 WOCN 和 ASCRS《关于接受结肠造口术或回肠造口术的患者术前造口定位的立场声明》建议：①造口位置，应选择在腹直肌范围内。②体位相关因素，关节挛缩、姿势习惯、活动能力（如轮椅限制、助行器依赖等）。③身体特征，腹部形态（膨隆/突出/悬垂腹）、皮肤状态（腹部皱褶、瘢痕/缝合线）、相关解剖标志（其他造口、腹直肌、腰线、髂嵴）、辅助装置（支具）、其他特征（乳房下垂、视力水平、手部灵活性)、病理情况(合并疝存在)。④患者因素，临床诊断、年龄与职业、既往造口护理经验、对造口位置的偏好。⑤手术相关要素，手术医生偏好、拟行手术及造口类型、肠道节段选择、排泄控制方式选择(失禁型、可控导管引流型)。⑥多个造口，当同时存在或计划建立泌尿造口时，建议将肠造口与泌尿造口标记在不同水平线上，可确保需要造口固定带时各装置能获得有效固定。

2020年中华护理学会《成人肠造口护理》团体标准指出，计划行两个以上造口手术者，定位不宜在同一条水平线上，造口之间相距5～7cm。

【推荐意见10】最佳造口定位在腹直肌上，避开腹部瘢痕、皮肤皱褶或腰带线。(1b，A)

证据描述：2017年WOCN更新的《成人肠/泌尿造口术患者临床管理指南》指出，为选择和标记最佳的造口部位，须评估和考虑以下因素：①造口位置，应位于腹直肌内。②腹部轮廓，判断腹部是否突出或下垂，是否有皮肤皱褶、折痕或瘢痕等。③是否存在疝。④体形，确定患者是否肥胖或极度消瘦。⑤身体功能状态，确定是否存在关节挛缩、姿势或行动问题、医疗设备的使用(如支具、假体、轮椅等)，是否视力受限或手部灵活性受限。⑥视野，评估患者对造口位置的观察能力。⑦生活方式，确定患者日常的腰带线和服装类型、职业、运动、爱好等。

2020年WCET的《国际造口指南(第2版)》指出，造口位置应在腹直肌内，远离腹部瘢痕、折痕、皮肤皱褶或腰带线。

2015年WOCN和ASCRS《关于接受结肠造口术或回肠造口术的患者术前造口定位的立场声明》建议：①造口位置，

应选择在腹直肌范围内。②体位相关因素，关节挛缩、姿势习惯、活动能力（如轮椅限制、助行器依赖等）。③身体特征，腹部形态（膨隆 / 突出 / 悬垂腹）、皮肤状态（腹部皱褶、瘢痕 / 缝合线）、相关解剖标志（其他造口、腹直肌、腰线、髂嵴）、辅助装置（支具）、其他特征（乳房下垂、视力水平、手部灵活性）、病理情况（合并疝存在）。④患者因素，临床诊断、年龄与职业、既往造口护理经验、对造口位置的偏好。⑤手术相关要素，手术医生偏好、拟行手术及造口类型、肠道节段选择、排泄控制方式选择（失禁型、可控导管引流型）。⑥多个造口：当同时存在或计划建立泌尿造口时，建议将肠造口与泌尿造口标记在不同水平线上，可确保需要造口固定带时各装置能获得有效固定。

2020 年中华护理学会《成人肠造口护理》团体标准指出，肠造口宜位于腹直肌上，避开瘢痕、皱褶、骨隆突或腰带等部位。

【推荐意见 11】回肠造口定位在右下腹脐与髂前上棘连线中上 1/3 处；乙状结肠造口用前述方法定位在左下腹；横结肠造口宜在上腹部以脐和肋缘分别作一水平线，两线之间，且旁开腹中线 5～7cm，再根据患者腹部情况适当调整。（5b，A）

证据描述：2020 年中华护理学会《成人肠造口护理》团体标准指出，回肠造口宜在右下腹脐与髂前上棘连线中上 1/3 处或脐、髂前上棘、耻骨联合三点形成的三角形的三条中线相交点；乙状结肠造口用前述方法定位在左下腹。横结肠造口宜在上腹部以脐和肋缘分别作一水平线，两线之间，且旁开腹中线 5～7cm。

【推荐意见 12】体重指数（BMI）≥30kg/m^2 者，造口位置

宜定在腹部隆起的最高处。（5b，A）

证据描述：2020 年中华护理学会的《成人肠造口护理》团体标准指出，体重指数（BMI）≥30kg/m^2 者，造口位置宜定在腹部隆起的最高处。

【推荐意见 13】以卧位、坐位、立位和体前屈位检查患者，确定最佳造口位置。（5b，A）

证据描述：2017 年 WOCN 更新的《成人肠 / 泌尿造口术患者临床管理指南》指出，造口定位必须了解造口手术的类型，以便选择正确的腹部象限进行标记。在可能的情况下，以卧位、坐位、立位和体前屈位检查患者，确定造口的最佳位置。在不同体位下评估腹部情况十分重要。

2015 年 WOCN 和 ASCRS《关于接受结肠造口术或回肠造口术的患者术前造口定位的立场声明》指出，检查患者裸露的腹部，以不同的姿势（如站立、平躺、坐位和体前屈）观察有无皱褶、凹陷、瘢痕、肿胀和变形。

2020 年中华护理学会的《成人肠造口护理》团体标准指出，造口定位以患者取半坐卧位、坐位、弯腰、站立等不同体位时能看到造口为宜。

【推荐意见 14】选用外科标记笔标记选定的造口部位，如果需要可用透明薄膜敷料覆盖该部位保存最后的标记。（5b，A）

证据描述：2015 年 WOCN 和 ASCRS《关于接受结肠造口术或回肠造口术的患者术前造口定位的立场声明》指出，用外科标记笔标记选定的部位。如果需要，用透明薄膜敷料覆盖该部位以保存最后的标记，确保其他痕迹都已清除。

2020 年中华护理学会《成人肠造口护理》团体标准指出，宜用手术记号笔画实心圆标记造口位置。

第三章

肠造口术后护理

第一节 概 述

肠造口术作为治疗疾病的重要手段之一，挽救并延续患者生命的同时也改变了患者原有的排便方式，造成患者自我形象紊乱，使其术后面临一系列的挑战，削弱了患者术后的康复信心。如何对肠造口患者进行术后评估，指导患者正确选择造口护理用品，掌握造口护理用品的使用方法和造口袋的更换流程，了解日常生活和工作学习过程中的注意事项，帮助其做好出院准备并尽快恢复正常的生活和工作，减少并发症的发生，是医护人员和患者及照顾者的共同任务。

本章主要讲述肠造口患者术后评估及护理、造口护理用品的选择、造口袋的更换及排放和患者出院准备度四方面的推荐意见。

第二节 术后评估及护理

肠造口术在治疗疾病的同时，也改变了患者原有的排便方式。排便方式的改变使患者在生理和心理上都难以接受；此外，由于缺乏造口护理相关知识，致使自我护理能力低，易出现术后并发症。对术后患者造口状态、饮食习惯、营养状况等进行评估，有利于帮助患者正确认识自我管理过程中存在的问题，澄清自我管理的误区，可以帮助患者更好地适应身体的变化，同时改善其术后生活质量，使患者尽快恢复正常生活。科学的评估也是医务人员实施患者自我管理教育的理论依据。

科学有效的健康教育对提高患者的自护能力很有帮助。有研究表明，良好的健康教育有助于巩固治疗效果、促进患者的康复。因此，针对术后评估及健康教育现给出以下推荐意见。

【推荐意见 15】每次更换造口袋时，使用经过验证的评估工具评估造口周围皮肤状态，并及时与患者及其照顾者沟通。（2c，A）

推荐说明：目前国内外尚无统一的造口周围皮肤评估工具，可选的工具包括造口周围皮肤评估工具（the Ostomy Skin Tool，OST1.0 或 2.0）、SACS（Studio Alterazoni Cutanee Stomale）工具、SACS Evolution、造口护理研究指数（Stoma Care Ostomy Research Index，SCORI）、造口评分表、造口相关并发症严重指数（Ostomy Complication Severity Index，OCS）、ABCD- 造口评估表（ABCD-Stoma）等。考虑到信度和效度验证问题，以及各评估工具的汉化问题，OST1.0 目前在国内的应用较多。

证据描述：2020 年 WCET 的《国际造口指南（第 2 版）》指出，使用经过验证的造口周围皮肤评估工具与患者及其照顾者沟通造口周围皮肤状态。另外，护士可以借助工具识别常见的造口周围皮肤并发症，使用标准术语定义此类并发症。

2017 年 WOCN 的《加速康复外科肠造口患者护理最佳实践指南》指出，定期评估患者的造口及造口周围皮肤，维持造口周围皮肤健康；对于造口装置，能够评估、预测其密封性的时限。

王莹（2017 年）的一项类实验研究，将 50 例肠造口手术患者分成 A 组（n=26）与 B 组（n=24），B 组患者采用常规护理措施，A 组患者利用造口周围皮肤评估工具（OST1.0）进行个性化护理。结果发现 A 组患者住院期间及出院 2 周后的造口周围皮炎发生率均明显低于 B 组（P<0.05）；A 组的护理满意度为 96.15%，明显高于 B 组的护理满意度 87.50%（P<0.05）。得出结论：造口周围皮肤评估工具可以统一并准确地对造口周围皮肤炎症作出评价，有利于提高患者对护理的满意度，同时提高患者的生活质量与自我护理能力，可在临床中普遍应用。

【推荐意见 16】对肠造口患者进行术后营养评估。（1c，A）

推荐说明：

（1）目前国内外尚无统一的营养评估工具，可选的工具包括营养风险筛查 2002（Nutrition Risk Screening 2002，NRS 2002）、营养不良通用筛查工具（Malnutrition Universal Screening Tool，MUST）、营养风险指数（Nutritional Risk Index，NRI）、主观全面评定（Subjective Global Assessment，SGA）、危重患者的营养风险（the nutrition risk in critically ill，NUTRIC）、改良 NUTRIC 评分（the modified NUTRIC，mNUTRIC）等。前三个评估工具主要用于临床营养风险筛查，NRS 2002 现已广泛运用于住院患者营养状况的初筛，NRI 在预测外科术后患者预后方面有良好的表现。

（2）临床上没有任何单一的筛查工具能够最为准确地评

测患者的营养状态，应结合临床情境及研究目的选用合适的评估工具，或者联合应用，保证评估的全面性及准确性。

证据描述：2015 年 WOCN 在《新造口患者出院计划最佳实践指南》指出，向造口患者或主要照顾者提供饮食以及液体摄入量的具体建议，考虑对造口术后患者进行营养评估。

李朋（2023 年）的一项类实验研究评估了老年结直肠癌患者行回肠造口手术前后的营养状况并分析影响患者营养状况变化的相关因素。选取结直肠癌行回肠造口术的老年患者 37 例，应用微型营养评价（mini-nutritional assessment，MNA）评估患者术前、术后第 7 天、第 21 天的营养状况。结果显示，与术前比较，所有患者 MNA 评分在术后第 7 天、第 21 天均下降，包括体重、活动能力、体重指数（body mass index，BMI）、每天正餐次数、每天摄入的水果和蔬菜的比例以及上臂中点周径，差异均有统计学意义（$P<0.05$）。因此得出结论：老年结直肠癌患者回肠造口术后前 21 天，营养状况因营养摄入总量和成分减少受到显著影响。医护人员需要在此期间关注患者的营养状况，共同监测营养参数，并在需要时给予治疗和提供护理指导。

张红芬等（2018 年）的一项随机对照试验，选取 30 例行回肠造口的患者随机分为观察组和对照组，两组例数均为 15 例，对照组由护士对患者进行营养评价，并结合营养评价对患者进行健康教育；观察组由护士指导患者进行自我营养评价，同时结合营养评价对患者进行健康教育。比较两组住院天数、并发症发生率及对健康教育的满意度。结果与对照组相比，观察组患者住院天数下降、造口并发症减少，患者造口护理满意度提高，以上差异均具有统计学意义（$P<0.05$）。

徐程（2023 年）的纵向研究探讨 96 例结直肠癌肠造口患

者在术前、术后 7 天、术后 30 天的围手术期三个时段的营养水平变化轨迹。结果显示：根据 MNA 评分，术前营养评分是（23.78±2.73）分，术后 7 天是（14.64±3.07）分，术后 30 天（21.78±3.73）分，MNA 评分术后 7 天最低，术后 30 天 MNA 评分较术后 7 天明显好转，但仍未恢复到术前水平；线性回归分析结果显示，围手术期肠造口患者营养评分具有波动性；营养评分与负性情绪呈负相关，与体重指数、预后营养指数（prognostic nutritional index，PNI）得分呈正相关。得出结论：结直肠癌肠造口患者围手术期三个时段的营养水平总体呈下降趋势，在术后 30 天时营养评分有所回升；营养水平的发展轨迹是动态变化的；MNA、PNI、BMI 评价患者营养状况存在较好的一致性；结直肠癌肠造口患者围手术期不同阶段的营养影响因素不同，应针对不同阶段提出针对性干预措施。

孙霞等（2023 年）的一项纵向研究探讨 90 例直肠癌行保护性回肠造口患者术前、出院前、术后 1 个月、术后 3 个月的营养状况，并分析其与生活质量的相关性。结果显示：术后 1 个月、术后 3 个月直肠癌行保护性回肠造口患者营养状况比较差异有统计学意义（$P<0.05$）；生活质量各维度与不同时期营养状况存在负相关关系，且随着时间改变相关性更明显，差异有统计学意义（$P<0.05$）。

王方等（2022 年）的一项横断面研究显示：173 例直肠癌永久性肠造口患者中，138 例患者发生营养不良，35 例患者营养良好。营养不良与营养良好患者在年龄、造口并发症、化疗史、造口适应水平等方面比较，差异均有统计学意义（$P<0.05$）。得出结论：直肠癌永久性肠造口患者营养状况较差，且营养状况与造口适应水平相关。

杜茜茜等（2019 年）的横断面研究显示：110 例结直肠癌回肠造口患者，营养状况总分的中位数及四分位数为 6.00（2.00，10.25）分；社会心理适应总分为（50.94±10.39）分；结直肠癌回肠造口患者营养状况得分与社会心理适应总分呈负相关（$r=-0.795$，$P<0.01$）。得出结论：结直肠癌回肠造口患者的营养状况较差，社会心理适应水平较低。

【推荐意见 17】肠造口患者术后早期宜进低渣饮食，少量、多次进食并保持足够的液体摄入量。（5c，A）

证据描述：2015 年 WOCN 在《新造口患者出院计划最佳实践指南》中指出，术后由于肠水肿问题，可能需要低渣饮食，少量、频繁地进食，并在术后保持足够的液体摄入量。

【推荐意见 18】肠造口患者术后应避免摄入碳酸饮料和产气食物、吸管啜饮、吸烟和饮食不规律等。（5b，A）

证据描述：2015 年 WOCN 在《新造口患者出院计划最佳实践指南》中指出，结肠造口患者的营养吸收一般不受影响，通常不需要进行膳食改良，某些食物可能会产生过多的气体和气味，术后应避免饮用碳酸饮料、吸管啜饮、吸烟、摄入产气食物和饮食不规律等。

2020 年中华护理学会的《成人肠造口护理》团体标准指出，无特殊饮食禁忌，可适当控制摄入易产气、异味、辛辣、生冷等食物。

【推荐意见 19】对于回肠造口和造口狭窄者，应避免进食木耳等菌菇及芹菜等高纤维食物。（5b，A）

证据描述：2020 年中华护理学会的《成人肠造口护理》团体标准指出，无特殊饮食禁忌，回肠造口和造口狭窄者避免进食木耳、菌菇、芹菜等难消化及纤维过长易成团食物。

【推荐意见 20】为肠造口患者制订及执行护理计划时，

应考虑个人、社会、经济和医疗系统等因素的影响。(5b，A)

证据描述：2020 年 WCET 的《国际造口指南(第 2 版)》指出，在提供有关共同参与护理的指导时，对个人 / 家庭进行全面评估至关重要。护理的规划和执行应考虑个人、社会、经济和医疗系统因素。

【推荐意见 21】由患者、照顾者和造口治疗师 / 造口专科护士 / 临床医生共同制订和实施肠造口护理计划。(5b，A)

证据描述：2020 年 WCET 的《国际造口指南(第 2 版)》指出，患者、照顾者和造口治疗师 / 造口专科护士 / 临床医生需要实施预防和护理管理计划，为患者解决可能或实际出现的造口和造口周围皮肤并发症，以及造口回纳后可能出现的问题。

2017 年 WOCN 的《加速康复外科肠造口患者护理最佳实践指南》指出，应鼓励照顾者和护理人员参与患者造口的护理和管理。

【推荐意见 22】由造口治疗师 / 造口专科护士 / 临床医生进行分阶段健康教育，以强化患者及其照顾者自我护理技能。(1a，A)

证据描述：2017 年 WOCN 的《加速康复外科肠造口患者护理最佳实践指南》指出，术前阶段提供给患者及其照顾者的信息应在术后进行强化；应鼓励患者术后第 1 天参与排空造口袋，并在术后第 2 天独立排空造口袋；应鼓励患者术后第 2 天参与更换造口袋，并全程参与术后第 3 天、第 4 天的造口袋的更换。患者在术后第 3 天、第 4 天应进行至少 2 次造口袋的更换；在出院前，应教会患者造口护理最基本的技能；应鼓励患者在术后当天观察、正视他们的造口。

范婧慧等(2016 年)针对临床护理路径的一项系统综述

中，纳入 16 篇文献，包括 1 159 例大肠癌肠造口患者，Meta 分析结果显示临床护理路径与常规护理措施相比，患者护理满意度更高（*RR*：1.24，95%*CI*：1.17～1.32，*P*<0.01），患者自我护理能力更强（*RR*：1.58，95%*CI*：1.38～1.82，*P*<0.01），平均住院时间更短（SMD：−1.65，95%*CI*：−2.66～−0.65，*P*<0.01），平均住院费用更少（SMD：−3.89，95%*CI*：−6.90～−0.87，*P*<0.01），并发症发生率更低（*RR*：0.39，95%*CI*：0.27～0.55，*P*<0.01），差异均有统计学意义。

Faury 等（2017 年）的一项探讨各种类型的造口患者教育干预措施，并探讨其对生活质量、社会心理技能和自我管理技能的影响的定性综述表明，术前及术后分阶段进行健康教育，且多学科团队同时参与的健康教育对于造口患者来说非常重要。

Nizum 和 Jacob（2022 年）的一项关于造口教育的系统综述，纳入了 11 项研究，结果表明造口患者的临床护理路径包括术前教育和咨询、术后教育和出院计划、门诊家访和电话随访。造口患者的临床护理路径可能有助于提升患者的满意度，并降低住院时间和再入院率。

【推荐意见 23】通过健康教育，肠造口患者及其照顾者能识别正常造口颜色、高度、周围皮肤外观等；能够描述造口外观及造口周围皮肤发生的变化并及时就医。（5b，A）

证据描述：2016 年 WOCN 的《新造口术患者从家庭保健院出院的结果标准》指出，患者 / 照顾者能够识别正常的造口；患者 / 照顾者能够识别正常的造口周围皮肤的外观；患者 / 照顾者能够描述造口外观的变化并且能够及时就医；患者 / 照顾者能够描述造口周围皮肤的变化并且能够及时就医。

【推荐意见 24】 肠造口患者术后健康教育的内容包括患者特定类型造口手术相关的关键因素：①生理方面（解剖和功能）；②造口管理的技术方面（更换造口袋流程）；③营养；④着装；⑤药物；⑥身体形象；⑦心理问题（抑郁、焦虑、悲伤）；⑧社会 / 娱乐问题（工作和娱乐）；⑨人际关系；⑩性生活 / 亲密关系问题；⑪造口及周围皮肤常见并发症；⑫可利用资源（伤口造口失禁护理小组、互联网、造口协会）。（1a，A）

证据描述： 2017 年 WOCN 更新的《成人肠 / 泌尿造口术患者临床管理指南》指出，造口教育应涉及与特定类型造口手术相关的关键因素，包括生理方面（解剖和功能）、造口管理的技术方面（更换造口袋流程）、营养、着装、药物、身体形象、心理问题（抑郁、焦虑、悲伤）、社会 / 娱乐问题（工作和娱乐）、人际关系、性生活 / 亲密关系问题、常见并发症（刺激性皮炎、渗漏、造口变化）以及可利用资源（伤口造口失禁护理小组，互联网，美国造口协会）。同时指出，早期识别造口和造口周围皮肤的问题，并及时进行干预，将影响造口术后患者的生活质量。

2015 年 WOCN 的《新造口患者出院计划最佳实践指南》指出，对于回肠造口患者指导其监测造口排出量。如果造口排泄量大于每 24 小时 1 200ml，须通知医疗保健团队；患者和护理人员应在液体丢失增加（如胃肠炎、呕吐和出汗增加）时监测回肠造口的输出量；指导患者和护理人员了解体液和电解质失衡的症状和体征。

魏彩芳等（2016 年）关于包括家庭干预、个体化护理干预、过渡期护理模式等各种护理干预对肠造口患者生活质量影响的一项系统综述，共纳入 10 篇中文文献，共 743 例患者，采用随机效应模型对生活质量得分进行合成分析，合并效应值加权均数差为 WMD=13.83（95%*CI*：11.06～16.60，*P*<0.001），结果显示积极的护理干预对肠造口患者生活质量有不同程度的提高，如个性化护理干预、过渡期护理模式、护理博客干预等，这些干预主要从健康宣教、心理护理、饮食指导、日常生活指导、医疗护理指导等方面为患者提供帮助，使患者适应身体的改变，进一步进行自我护理和适应社会生活，从而提高患者生活质量。

第三节 造口护理用品的选择

对造口患者而言，使用不适宜的造口护理用品可能会导致渗漏、造口周围皮肤损伤等并发症，进而影响患者的正常生活，也会给患者带来额外的心理和经济负担。造口护理用品种类繁多，每种都有其特点以及适应的人群，如何指导患者及家属依据自身造口、身体形态等正确选择造口护理用品，现给出以下推荐意见。

【推荐意见 25】选择造口护理用品时，应充分评估患者的造口类型和位置、腹部形态、生活方式、个人喜好、视力和手的灵活性。（5b，A）

证据描述：2019 年 WOCN 的《国际共识结果——造口及造口周围评估、患者参与和患者随访的实践指南的制定》指出，选择造口护理用品时应持续评估身体形态和造口轮廓等。

2017 年 WOCN 更新的《成人肠 / 泌尿造口术患者临床管理指南》指出，选择造口袋系统时考虑以下因素：造口类型和位置、腹部轮廓、生活方式、个人喜好、视力和手的灵活性。

【推荐意见 26】选择造口护理用品时，应考虑其安全性

和密闭性，以降低渗漏的风险。（5b，A）

证据描述：造口护理的主要原则是建立和维持造口周围的安全密封，避免排泄物（粪便或尿液）流出，预防造口周围皮肤并发症，维持生活质量。2020 年 WCET 的《国际造口指南（第 2 版）》指出，造口底盘和收集装置等用品应配有安全的密封装置，以保护造口和造口周围皮肤，同时可容纳排泄物。

2017 年 WOCN 更新的《成人肠 / 泌尿造口术患者临床管理指南》指出，对于肠造口患者，建立一个密闭的造口袋系统有助于保护患者造口周围皮肤。造口袋系统应提供可预测的、可靠的佩戴时间。考虑使用长效的造口底盘，评估高排量回肠造口患者的佩戴时间，防止造口流出物侵蚀造口底盘造成造口周围皮肤损伤和造口袋系统渗漏。

2022 年 WOCN 的《术后凸面底盘使用共识》指出，造口术后可以安全地使用凸面底盘。选择凸面底盘时须考虑安全性、可预测的密闭性，并降低渗漏的风险。

【推荐意见 27】造口术后早期的患者，选择透明、无碳片、开口袋。（5b，A）

证据描述：2020 年中华护理学会的《成人肠造口护理》团体标准指出，可根据患者的不同情况选择合适的造口护理用品，如手术早期宜选用透明、无碳片、开口袋。

【推荐意见 28】造口术后恢复期的患者，根据生活方式和个人喜好选择造口袋，一般更倾向于选择不透明的造口袋。（5b，B）

证据描述：2020 年中华护理学会的《成人肠造口护理》团体标准指出，康复期可选择不透明造口袋。

Heerschap 和 Duff 等于 2021 年进行了一项探讨造口袋

是否透明对造口术后患者生活体验影响的研究，采用目的抽样的方法招募了7名第一次造口手术患者。在术后4天内通过面对面、录音、半结构化访谈的方法收集患者使用透明或不透明造口袋的经验数据，并进行主题分析。结果发现，大多数参与者在术后立即关注造口设备的功能而不是造口袋是否透明；然而，参与者确实描述了适应新造口的困难，并指出不透明的造口袋可以提高术后舒适度。

【推荐意见29】有视力障碍的肠造口患者，选择透明造口袋。（5b，A）

证据描述：2020年中华护理学会的《成人肠造口护理》团体标准指出，视力障碍者选透明造口袋。

【推荐意见30】手部灵活性较差的肠造口患者，选择预开口或可塑造口底盘。（1c，B）

证据描述：2020年中华护理学会的《成人肠造口护理》团体标准指出，手灵活性差者选预开口造口袋。

刘高明和罗家有（2012年）的一项类实验研究，探讨了可塑造口底盘在老年肠造口患者自我护理中的应用效果。试验组应用可塑造口底盘，对照组应用裁剪型底盘，比较造口周围刺激性皮炎发生情况、自我护理满意度及相关护理花费。结果显示试验组刺激性皮炎总体发生情况低于对照组（试验组n=1，对照组n=7；χ^2=6.50，P=0.01）、自我护理满意度高于对照组（χ^2=7.45，P=0.02），造口护理器材使用时间两组差异无统计学意义［试验组（3.5±0.03）天，对照组（3.8±0.02）天；t=1.18，P=0.24］，试验组花费远低于对照组［试验组（16.93±2.56）元，对照组（131.67±4.02）元；t=8.37，P<0.01］。

屈惠琴等（2013年）的一项随机对照试验，探讨可塑型底盘在提高肠造口患者自我护理能力中的应用效果。将52

例直肠癌术后结肠造口患者按随机数字表法分为观察组和对照组各 26 例，对照组使用常规造口底盘，观察组使用可塑型底盘，比较两组患者造口周围刺激性皮炎发生率、更换造口袋的时间及自我护理状态。结果显示观察组患者造口周围刺激性皮炎发生率为 0.0%，明显低于对照组的 16.7%，差异有统计学意义（χ^2=4.33，P<0.05）；观察组更换造口袋的时间为（8.23±1.07）天，高于对照组的（4.08±0.84）天，差异有统计学意义（t=15.537，P<0.05）；观察组出院前造口自我护理总分为（39.96±1.27）分，高于对照组的（28.19±3.49）分，差异有统计学意义（t=16.151，P<0.05）。

【推荐意见 31】高排量的肠造口患者，选择高容量造口袋。（5b，A）

证据描述：2016 年 ASCN 的《ASCN 造口护理国家临床指南》指出，对于高排量造口，应用高容量造口袋持续引流，并检查造口周围皮肤是否破损。

【推荐意见 32】如有以下情况，可考虑选择凸面底盘：

（1）造口回缩 / 低平。（5b，A）

（2）高排量肠造口。（5b，A）

（3）腹部松弛或造口周围皮肤不平坦。（5b，A）

（4）出现渗漏或由于渗漏引起造口周围皮肤并发症。（5b，A）

（5）造口袋佩戴时间未达到预期更换时间。（5b，B）

证据描述：2022 年 WOCN 的《术后凸面底盘使用共识》指出，造口如果存在以下 5 种异常情况，则可能需要使用凸面底盘。①出现渗漏；②由于渗漏引起造口周围皮肤并发症；③造口周围皮肤凹陷；④腹部柔软、松弛或造口周围皮肤有褶皱或瘢痕；⑤造口开口的位置低于造口周围皮肤水平。

2017 年 WOCN 的《凸面造口袋在造口护理中的应用：一次国际共识会议的结果》指出，凸面底盘可用于结肠造口术、回肠造口术和泌尿造口术。使用凸面系统的指征包括：造口开口的位置低于周围皮肤的水平高度；造口液体排出量较多时，使用凸面底盘以防止或管理泄漏。

2017 年 WOCN 更新的《成人肠 / 泌尿造口术患者临床管理指南》指出，在造口袋佩戴时间达不到预期、造口周围皮肤有褶皱、造口回缩、造口开口在 / 低于皮肤水平、造口周围皮肤松弛等情况时考虑使用凸面底盘。

【推荐意见 33】造口回缩患者，使用凸面底盘加腰带。（5b，A）

证据描述：2019 年美国造口协会（United Ostomy Associations of America，UOAA）的《回肠造口术护理》指出，当使用凸面底盘不能提供安全密闭时，应增加腰带。佩戴腰带的松紧度以能容纳 2 指为宜，过紧会导致造口周围皮肤损伤。坐轮椅的患者需要特殊的腰带，由厂商定制或自己制作。

2020 年中华护理学会的《成人肠造口护理》团体标准指出，腹部平坦或膨隆选平面底盘，造口回缩宜选凸面底盘加腰带。

【推荐意见 34】造口周围皮肤有凹陷时，使用防漏膏 / 条 / 贴环可以提高造口袋的密闭性，减少渗漏的发生。（1b，A）

证据描述：2017 年 WOCN 更新的《成人肠 / 泌尿造口术患者临床管理指南》指出，如果需要的话，可考虑使用造口附件产品，提高造口袋系统的密闭性，保护造口周围皮肤。

2016 年 ASCN 的《ASCN 造口护理国家临床指南》指出，可使用填充剂、糊剂或密封剂填充皮肤褶皱处，以提高造口袋的牢固性。

2015 年 WOCN 的《新造口患者出院计划最佳实践指南》指出，对于肠造口术后患者，如有需要时，可使用造口附件产品（如防漏膏、防漏环），保护造口周围皮肤，提高造口袋的密闭性，延长使用时间。

2020 年中华护理学会的《成人肠造口护理》团体标准指出，若有造口周围皮肤凹陷，可使用防漏膏或防漏贴环。

熊建玲（2015 年）的一项随机对照试验，将 58 例肠造口患者按随机数字表法分为观察组和对照组，每组 29 例，对照组采用传统肠造口护理措施，观察组在传统护理措施基础上运用皮肤保护粉和防漏膏。观察组并发症发生率为 3.45%、住院时间为（11.03±1.02）天，对照组并发症发生率为 20.70%、住院时间为（15.32±2.01）天。观察组并发症发生率及住院时间均较对照组显著减少（$P<0.05$）。

邓佩云（2016 年）的一项随机对照试验，观察了皮肤保护膜与防漏膏联合应用在预防造口周围皮肤受损中的效果。将 54 例造口患者随机分为观察组和对照组，观察组清洁造口后应用皮肤保护膜及防漏膏平整地贴于造口周围皮肤上，对照组应用氧化锌软膏涂擦，观察两组患者造口周围皮肤情况。结果显示观察组造口周围皮肤受损例数及受损程度明显低于对照组（$P<0.05$）。

朱敏（2021 年）的一项随机对照试验，观察了可塑防漏贴环预防回肠造口患者粪水性皮炎的效果。选取回肠造口患者 42 例，按照随机数字表法将患者分为观察组（21 例）和对照组（21 例）。对照组清洁造口后，常规使用造口护肤粉、皮肤保护膜、防漏膏、凸面造口底盘及两件式造口袋；观察组将防漏膏改为可塑防漏贴环，其余使用的用品及方法同对照组。结果显示观察组患者粪水性皮炎的发生率要低于对照组（$P<0.05$）；观察组患者造口底盘粘贴时间长于对照组，造口袋更换的操作时间短于对照组，差异均有统计学意义（$P<0.05$）；对照组、观察组的治疗总有效率分别为 71.43%、95.24%，差异有统计学意义（$P<0.05$）；观察组舒适度评分明显高于对照组，有统计学意义（$P<0.05$）。

【推荐意见 35】对于造口周围皮肤脆弱的患者，使用造口护肤粉和皮肤保护膜等保护造口周围皮肤。（1c，A）

证据描述：2017 年 WOCN 更新的《成人肠 / 泌尿造口术患者临床管理指南》指出，对造口周围皮肤进行保护性隔离，如用造口护肤粉、水胶体敷料等。

陈丽明等（2019 年）的一项类实验研究，探讨造口护肤粉联合无痛皮肤保护膜在肠造口粪水性皮炎患者中的应用效果。选取 85 例肠造口粪水性皮炎患者为研究对象，根据入院病案号尾数奇偶，分为对照组 43 例和试验组 42 例，对照组采用常规护理，试验组在此基础上联合应用造口护肤粉和无痛皮肤保护膜。结果显示试验组周围皮肤愈合时间短于对照组，差异有统计学意义（$P<0.05$）；试验组患者创面愈合效果优于对照组，差异有统计学意义（$P<0.05$）；试验组疼痛程度轻于对照组，差异有统计学意义（$P<0.05$）。

杨井红等（2016 年）的一项回顾性研究分析了住院及门诊的 58 例肠造口患者。将患者随机分为试验组 30 例和对照组 28 例，试验组采用造口护肤粉及皮肤保护膜，对照组应用氧化锌软膏或皮炎平。结果显示：试验组的疗效高于对照组，且差异有统计学意义（$P<0.05$）。

李丽钦（2018 年）的一项随机对照试验将肠造口周围皮炎患者 68 例随机分为试验组和对照组。对照组患者采用常规氧化锌软膏治疗，试验组患者采用水胶体、液体敷料联合造口护肤粉治疗。结果显示试验组患者治疗后临床有效率(97.1%)显著高于对照组(79.4%)。

第四节 造口袋的更换及排放

肠造口术患者最终都要回归社区，回归家庭，实施自我护理。患者围手术期护理的一个重要组成部分为标准肠造口护理流程，有利于加速术后恢复。指导肠造口患者熟练掌握造口护理的流程，可引导其正确看待肠造口，从而减少并发症的发生，改善心理状况，提高生活质量。对于正确规范的造口袋更换及排放，现给出以下推荐意见。

【推荐意见 36】使用生理盐水或温水等柔和、低敏、无刺激的溶液清洗造口周围皮肤，避免使用含有油或乳液的肥皂或湿巾；清洁力度须轻柔，并使皮肤充分干燥。(5b，B)

证据描述：2020 年中华护理学会的《成人肠造口护理》团体标准指出，宜用生理盐水或温水棉球、柔软的卫生纸或湿纸巾由外向内清洁周围皮肤及造口，再用干纱布或柔软的卫生纸蘸干造口周围皮肤。

2019 年 UOAA 的《回肠造口术护理》指出，用水清洁造口周围的皮肤表面，可使用温和的肥皂，但要彻底冲洗。在涂抹皮肤保护剂或粘贴造口袋之前需充分干燥。不使用含有油或乳液的肥皂或湿巾，轻轻清洁皮肤并蘸干。

2015 年 WOCN 的《新造口患者出院计划最佳实践指南》指出，使用清水清洗造口周围皮肤并充分干燥。避免使用含保湿剂的用品（如婴儿湿巾），以免影响造口袋的粘贴能力。

【推荐意见 37】揭除造口底盘时，用一只手按住皮肤，另

一只手由上而下轻柔揭除造口底盘。(5b，A)

证据描述：2020 年中华护理学会的《成人肠造口护理》团体标准指出，揭除造口底盘时，宜用一只手按住皮肤，另一只手由上而下揭除造口底盘。

2019 年 UOAA 的《回肠造口术护理》指出，轻轻地将皮肤从造口底盘处推开从而揭除造口底盘，而不是将其拉开。

【推荐意见 38】先测量肠造口，根据造口大小 / 形状裁剪底盘，开口孔径大于造口根部 1～2mm。(5b，A)

证据描述：2017 年 WOCN 更新的《成人肠 / 泌尿造口术患者临床管理指南》指出，应使用正确尺寸和类型的造口护理用品。造口底盘裁剪太小会损伤造口并可能导致造口水肿，太大会使周围皮肤受损。

2019 年 UOAA 的《回肠造口术护理》指出，根据造口大小和形状裁剪底盘，或提前评估造口大小，使用合适的预裁剪式的造口底盘。术后 6～8 周内造口可能有水肿，在这段时间至少应 1 周测量一次造口大小。造口底盘裁剪大小应不超过造口外 1/8 英寸(1/8 英寸≈3mm)。

2015 年 WOCN《新造口患者出院计划最佳实践指南》指出，先测量造口，根据造口大小 / 形状裁剪造口底盘。术后 6～8 周，造口大小会随水肿消退而改变，应定期重复测量造口。

2020 年中华护理学会的《成人肠造口护理》团体标准指出，应按测量好的造口根部大小及形状裁剪造口底盘，直径大于造口根部 1～2mm。

【推荐意见 39】更换造口袋时，对准肠造口由下而上粘贴，再轻轻加压。(5b，A)

证据描述：2020 年中华护理学会的《成人肠造口护理》

团体标准指出，粘贴造口底盘时，宜对准造口由下而上粘贴造口底盘，轻压内侧周围，再由内向外轻轻加压。

2015 年 WOCN 的《新造口患者出院计划最佳实践指南》指出，撕下背衬，以造口为中心，粘贴造口袋，并轻轻按压到位，以确保粘贴的密闭性。

【推荐意见 40】更换造口袋选择清晨空腹的时间，取半坐位或坐位。（5b，A）

证据描述：2020 年中华护理学会的《成人肠造口护理》团体标准指出，更换造口袋宜选择清晨空腹时进行，取半坐位或坐位。

2019 年 UOAA 的《回肠造口术护理》指出，在一天中的某些时候肠道活动可能会减少，这是更换造口袋最容易的时间。早上进食饮水之前是最佳时间，或选择进食 1 小时后肠蠕动减弱时。术后回肠排泄物是稀薄、水状的，需要选择一个更好的体位、最佳的时间更换造口袋。

【推荐意见 41】每 3～7 天更换一次造口底盘，且造口袋内排泄物 1/3～1/2 满时及时排放。（1b，A）

证据描述：2017 年 WOCN 更新的《成人肠 / 泌尿造口术患者临床管理指南》指出，造口袋系统应提供可预测的、可靠的佩戴时间，佩戴时间应至少为 3 天，建议不要超过 7 天。

2015 年 WOCN 的《新造口患者出院计划最佳实践指南》指出，3～7 天更换一次，如发生渗漏随时更换。根据排泄物的性状和量，决定佩戴时间，由于排泄物为液体，泌尿造口和回肠造口须更换得更加频繁。

2016 年 WOCN 的《新造口术患者从家庭保健院出院的结果标准》指出，可设定一个标准的造口系统佩戴时间（保持密闭和保护皮肤的时间），磨损时间应为最小值或平均中位数，而不是“标准值”。成年复杂造口患者的造口袋佩戴时间是平均的、恒定的，无并发症的成年造口患者的造口袋系统使用时间平均为3天。

2019年UOAA的《回肠造口术护理》指出，有些因素会影响造口袋的佩戴时间，包括天气、皮肤状况、瘢痕、体重变化、饮食、活动、造口周围的腹部形态和回肠造口排泄物的性质。当造口袋1/3满时及时排放，可防止鼓胀并降低渗漏的可能性。

2020年中华护理学会的《成人肠造口护理》团体标准指出，造口袋内1/3～1/2满时，宜排放造口袋内排泄物。

刘学英等（2016年）的一项随机对照试验，探讨了标准护理流程下结肠造口底盘更换的适宜时间。将156例结肠造口患者采用随机数字表法分为A、B、C三组，A、B组各53例，C组50例，三组均采用标准护理流程进行造口护理，分别间隔3天、5天、7天更换1次造口底盘，观察其效果并比较造口周围皮肤状况、患者对造口的自我感受情况。结果显示B组造口底盘浸渍宽度、渗漏、造口周围皮肤并发症发生率及造口护理用品费用等均优于C组（$P<0.05$），与A组差异无统计学意义（$P>0.05$）。结肠造口患者住院期间造口底盘更换间隔时间以5天为宜；标准的造口护理流程和适宜的造口底盘更换时间，能减少造口周围皮肤并发症的发生。

秦旺喜等（2017年）的一项随机对照试验，探讨结肠造口患者造口底盘更换的间隔时间。采用随机抽样的方法将符合研究条件的101例结肠造口住院患者分为A组、B组、C组，三组更换造口底盘的间隔时间分别为3～5天、6～7天、8～9天，对患者采取标准化造口护理，比较观察造口周围皮肤状况、造口底盘浸渍宽度等。结果显示B组患者底盘浸渍宽度、渗漏、造口周围皮炎发生等情况均优于C组（$P<0.05$），与A组比较差异无统计学意义（$P>0.05$）。同时，B组患者造口材料费用低于A组。结肠造口患者住院期间造口底盘更换间隔时间以6～7天为宜，可显著降低造口周围皮炎的发生比例，并减少患者治疗费用。

【推荐意见42】造口底盘发白或卷边时应尽快更换，造口底盘渗漏时立即更换。（5b，A）

证据描述：2020年中华护理学会的《成人肠造口护理》团体标准指出，造口底盘发白或卷边时宜尽快更换，造口底盘渗漏时应立即更换。

2015年WOCN的《新造口患者出院计划最佳实践指南》指出，造口袋发生渗漏随时更换。

2019年UOAA的《回肠造口术护理》指出，造口袋如果发生渗漏，需立即更换。

第五节 患者出院准备度

肠造口术后患者将会面临躯体疾病和排便方式改变等问题，其生理、心理、社会功能均受到严重影响，随着加速康复外科的发展，患者需要在更短的时间内做好出院准备。

出院准备度是衡量患者出院准备状况的重要综合指标。研究显示，出院准备度好的患者住院满意度及治疗参与度高，遵医行为、自我效能感较好，且对出院后并发症发生率、再入院率、病死率等有较好的预测作用。周燕燕等在2018年开始结直肠癌患者出院准备度现状及其影响因素的探索研究。Weiss等在2015年提出了出院准备模型，指出提高出院准备度的干预应包括出院计划、出院教育、出院协调（转介）三部分。舒晴等在此基础上构建了肠造口患者出院准备度的干预方案，从而提高患者的出院准备度、自我管理能力和造口适应水平。因此，结合目前肠造口患者出院准备现状和现有的研究，针对肠造口患者的出院准备度给出以下推荐意见。

【推荐意见 43】造口治疗师 / 造口专科护士 / 临床医生为肠造口患者制订出院计划。（5b，A）

证据描述：2015 年 WOCN 的《新造口患者出院计划最佳实践指南》指出，对于肠造口患者，出院时应为其制订相应的出院计划，包括患者造口管理的独立性、出院后所需的造口护理用品和附件产品以及后续预约服务等。

2016 年 ASCN 的《ASCN 造口护理国家临床指南》指出，可以安全出院的肠造口患者应掌握在家独立护理造口的知识和技能，不能独立护理的情况需要有支持系统，患者还需要详细了解遇到问题时如何联系他们的伤口造口失禁专科护士。出院计划应在择期手术的术前阶段或急诊入院的入院时开始，有助于减少焦虑及再入院率。

Nizum 和 Jacob（2022 年）的一项关于造口教育的系统综述纳入了 11 项研究，结果表明造口患者的临床护理路径包括术前教育和咨询、术后教育和出院计划、门诊家访和电话随访。造口患者的临床护理路径可能有助于提升患者的满意度，减少住院时间和再入院率。

舒晴等（2021 年）的一项自身前后对照研究，以普通外科接受住院并手术的结直肠癌患者为研究对象，采用基于中间过渡 / 转变理论制订的结直肠癌患者阶段性主题干预方案对 97 例患者给予相应的护理干预。干预内容分为 4 个主题：①鼓励患者自由表达对出院的看法和需求，由管床医护人员、造口治疗师完成；②指导患者掌握出院相关知识和技能，强调通过电话和互联网的延续性护理服务，由管床护士、造口治疗师、营养师完成；③提供学习资源，由管床医护人员完成；④提供后续治疗和活动信息，由出院准备服务小组团队完成。前两个主题采取一对一和团体指导方式，后两个主题通过“互联网 +”等形式：如延伸服务平台（电话随访）、社交平台互动以及网上授课等。在基线、干预前 1 天、干预当天 4 小时、干预后 1 周，干预后 2 周评估患者的出院准备度，结果发现干预后患者出院准备度、生活质量各领域评分显著高于干预前（$P<0.05$）。

董艳平等（2022 年）的一项类实验研究，选取 70 例肠造口患者作为研究对象。根据入组时间分为对照组（35 例）和试验组（35 例），对照组实施常规护理干预和出院护理，试验组实施护士主导的出院计划。护士主导的出院计划主要包括：入院 24 小时内评估患者生理、心理、社会状况，并据此制订出院计划；住院期间动态评估患者需求；出院前 24 小时向患者及家属提供出院手册并评估患者出院准备度；出院后电话随访。结果显示：出院时试验组的出院准备度显著高于对照组（t: 2.05～4.91，$P<0.05$）；出院时和出院 1 个月，试验组的造口心理适应评分显著高于对照组（t: 2.42～5.36，$P<0.05$）。

赵煜华等（2023 年）通过前期调查、文献回顾、小组讨论、专家咨询及预试验构建肠造口患者出院准备度干预方案。按照住院病区将结直肠癌肠造口患者分为对照组 43 例和观察组 44 例，对照组给予常规护理，观察组在常规护理基础上实施出院准备度干预方案。出院准备度干预方案主要包括：术前 2～3 天初次认识肠造口并制订出院计划；术前

1 天增加对肠造口的认识并进行造口定位；术后第 1 天床旁示范造口袋更换；术后 3～4 天训练造口护理技能；术后 5 天，识别造口相关并发症并处理；术后 6 天，饮食指导；出院前 1～2 天，提供同伴信息及同伴支持；出院当天提供随访信息及出院转介信息。结果显示观察组出院准备度、自我管理能力、造口适应水平显著高于对照组（$P<0.05$）。得出结论，肠造口患者出院准备度干预有利于提高患者的出院准备度、自我管理能力和造口适应水平。

夏丽敏等（2023 年）的一项随机对照试验，选取确诊为低位直肠癌并接受经腹会阴联合直肠癌根治术（Miles 术）的 68 例患者为研究对象，随机分为对照组（33 例）和干预组（35 例）。对照组实施常规健康教育模式，干预组实施基于信息 - 动机 - 行为技巧模型的健康教育模式，主要内容包括：术前 1～2 天评估并制订出院计划；术后 3～5 天，提供信息及心理支持；出院前 24 小时，提供随访信息并评估出院准备度；出院后提供延续性护理。结果显示：干预组患者的出院准备度得分高于对照组，出院准备度等级水平也优于对照组，差异均有统计学意义（$P<0.01$）；干预组患者出院 1 个月后造口相关自我效能等级水平优于对照组，差异有统计学意义（$P<0.01$）；出院 1 个月时，干预组的造口并发症总体发生率为 11.43%，低于对照组的 42.42%，差异有统计学意义（$P<0.01$）。得出结论，基于信息 - 动机 - 行为技巧模型的健康教育方案能有效提高永久性肠造口患者的出院准备度，降低造口及造口周围皮肤并发症的发生率，提高患者自我效能水平，促进患者康复。

【推荐意见 44】根据患者护理需求、造口自我护理能力、社会支持情况等制订出院计划。（5b，A）

证据描述：2016 年 ASCN 的《ASCN 造口护理国家临床指南》指出，肠造口患者可以安全出院前应掌握在家独立护理造口的知识和技能，不能独立的情况下须有支持系统，患者还需要详细了解遇到问题时如何联系他们的伤口造口失禁专科护士。

2015 年 WOCN 的《新造口患者出院计划最佳实践指南》指出，为肠造口患者制订的出院计划内容中应包括评估患者的沟通需求、造口管理的独立性等方面的内容。

余见推荐意见 43 的证据描述。

【推荐意见 45】为肠造口出院患者实施以下出院指导：

（1）讲解适用的造口护理用品和附件产品（如防漏膏、护肤粉和防漏贴环等）的使用方法和注意事项。

（2）由经过资质认证的造口治疗师 / 造口专科护士提供后续预约服务。

（3）提供可用资源的相关信息，如电话随访、互联网咨询等。（5b，A）

证据描述：2015 年 WOCN 的《新造口术患者出院计划的临床医生最佳实践》指出，制订出院计划须包括以下几点。①沟通需求，造口管理的独立性及所需的用品；②出院时为患者讲解适用的造口护理用品和附件产品（如防漏膏、护肤粉和防漏贴环）；③提供后续预约服务，包括一名经认证的造口护理专家；④提供可用资源的有关信息。

余见推荐意见 43 的证据描述。

第四章 康复期护理

第一节 概 述

尽管肠造口手术挽救了患者的生命，但长期携带造口生活仍然是一个挑战。肠造口患者出院后进入康复期，需要进行居家自我照护。由于肠造口患者日常生活状态被打破，自我调适角色改变，可能会面临自我管理困境，遭受多种心理应激，从而导致身心健康受损。随着加速康复外科理念的推广，患者术后在院时间缩短至 6～7 天，患者在院期间无法完全掌握相关的知识，出院后的支持与护理可以帮助患者提高自我形象认同，尽早适应造口并回归正常生活，提高生活质量。

第二节 康复期护理与指导

【推荐意见 46】为康复期肠造口患者开展延续性护理，内容包括评估患者造口适应能力、造口护理知识及技能、资源利用和生活质量，进行饮食、运动、衣着、性生活、社会生活方面的教育，提供有关支持服务的信息。（1a，A）

证据描述：2020 年 WCET 的《国际造口指南（第 2 版）》指出，个人、家庭、造口专科护士 / 临床医生需要实施预防和管理计划，以解决潜在的或现存的造口和造口周围并发症、造口还纳的预期或并发症。始于术前并延续至出院后的健康教育旨在帮助造口患者提高生活质量和提高自我形象认同。

2019 年 RNAO 在《成人造口患者术前术后的护理支持（第 2 版）》指出，伤口造口失禁专科护士提供持续的咨询和管理有助于造口患者改善心理健康水平，帮助他们恢复正常生活，且卫生服务组织应在造口患者出院后四周内安排家访和电话随访。为了倡导以人为中心的护理，建议卫生服务提供者评估造口患者的生活质量时应关注患者的心理困扰（焦虑和抑郁）以及自我认同（性行为和身体形象）。

2017 年 WOCN 更新的《WOCN 临床指南：成人粪便或尿路造口的管理》指出，术后随访 12 个月以促进患者有效应对造口；应将新接受肠造口术且生活质量严重或长期下降的患者推荐给适当的医疗服务提供者；向有新造口的患者提供社区造口团体、造口访视者和在线造口支持团体的信息。

2017 年 WOCN 的《加速康复外科肠造口患者护理最佳实践指南》指出，造口患者应得到推荐和需要的用品以及社区护理支持，造口专科护士至少在第 2、4、6 周随访；社区护士至少访视 6 次；访视频率应根据患者或照顾者需求决定。患者应得到以下帮助：当地社区护理团队推荐的造口护理教育和一般支持；定期评估患者的造口和造口周围皮肤，获得能够密封造口和维持造口周围皮肤健康的能力；可使患者适应造口的持续的信息及支持；随访以确保患者（或照顾者）在术后第 2 周可以独立更换造口袋。

【推荐意见 47】采用造口门诊、电话、“互联网 +”等方式对康复期肠造口患者进行延续性护理。（1a，A）

证据描述：2020 年 WCET 的《国际造口指南（第 2 版）》指出，远程电话咨询与提高服务满意度、提高造口患者自我护理的独立性、减少造口和造口周围皮肤并发症相关。

2017 年 WOCN 更新的《WOCN 临床指南：成人粪便或尿路造口的管理》指出，利用标准化方法，通过造口门诊、家庭保健机构和 / 或电话随访，由造口护理专家为新造口的患者（出院后）提供持续的护理和支持。

耿晨等（2020 年）的一篇系统评价，对“互联网 +”延续性护理在肠造口患者中的应用效果进行评价，纳入 20 篇文献 1 610 例患者。与常规出院护理随访相比，结果显示“互联网 +”延续性护理可有效降低患者造口并发症的发生率（*OR*：0.19，95%*CI*：0.14～0.26，*P*<0.01），提高患者自我护理能力（SMD：1.78，95%*CI*：1.60～1.96，*P*<0.01），增强患者自我效能感（MD：14.15，95%*CI*：11.50～16.80，*P*<0.01），减轻抑郁（SMD：−0.74，95%*CI*：−1.00～−0.49，*P*<0.01）。结论为：与常规护理相比，“互联网 +”延续性护理可以提高肠造口患者的自我护理能力、自我效能感，降低造口并发症发生率，改善抑郁情绪的产生。

【推荐意见 48】采用同伴教育、积极心理干预、患者教育等方式对康复期肠造口患者进行心理干预。（1a，A）

证据描述：2019 年 RNAO 在《成人造口患者术前术后的护理支持（第 2 版）》中指出，伤口造口失禁专科护士提供持续的后续咨询和管理有助于帮助造口患者改善心理问题并恢复正常生活。

冷雅楠等（2019 年）对采用同伴教育的 664 例永久性结肠造口患者的干预效果进行了研究。Meta 分析结果显示，同伴教育干预措施较常规干预提高了永久性结肠造口患者的自我护理能力，合并效应有统计学意义（MD：16.96，95%*CI*：4.83～29.09，$P<0.05$）；提高了患者的社会心理适应水平，合并效应有统计学意义（MD：13.34，95%*CI*：5.80～20.87，$P<0.05$）；改善了患者的焦虑症状，合并效应有统计学意义（SMD：−0.61，95%*CI*：−0.86～−0.35，$P<0.01$）。因此，同伴教育能够提高永久性结肠造口患者的自护能力、社会心理适应水平并改善患者焦虑症状。

Jin 等（2022 年）探讨了积极心理干预（positive psychology intervention，PPI）对结肠造口患者心理资本、心理痛苦和生活满意度的影响及其机制，研究将 120 例永久性造口患者随机分为两组。试验组（$n=60$）患者接受标准治疗和 PPI 治疗，而对照组（$n=60$）患者仅接受标准治疗。对两组患者干预前、干预后即刻及随访时的心理资本、心理痛苦、生活满意度进行测量和比较。结果显示试验组在希望、乐观、适应力、心理痛苦、生活满意度得分均显著高于对照组（$P<0.05$）。干预后试验组和对照组在两个时间点的自我效能评分比较，差异无统计学意义（$P>0.05$）。心理资本中希望和心理弹性的变化对 PPI 对生活满意度的影响有中介作用（$\beta=0.265$，$P=0.005$；$\beta=0.686$，$P=0.002$）。研究结论为 PPI 能有效改善造口患者的心理资本、心理痛苦和生活满意度。

【推荐意见 49】对临时性造口患者进行盆底康复训练。（1b，A）

证据描述：Visser 等（2014 年）的系统评价评估了盆底康复（pelvic floor rehabilitation，PFR）对低位前切除术（low anterior resection，LAR）患者术后的功能预后的影响，纳入 5 篇研究共 321 例患者，其中 286 例患者接受了盆底训练。结果表明 PFR 有助于改善 LAR 后的功能预后。

Y. H. LIN 等（2016 年）探讨了盆底肌运动（pelvic floor muscle exercise，PFME）对直肠癌术后大便失禁的影响，参与者被随机分为运动组（n=27）和非运动组（n=26）。出院前 1 天收集基线资料，出院前进行 PFME 教学。在患者出院后 1、2、3、6、9 个月进行随访。运动组 PFME 后大便失禁评分由 8.37 降至 2.27，显著低于非运动组（由 8.54 降至 2.58）。研究结论为 PFME 可有效降低造口患者的大便失禁程度。

Vander 等（2022 年）的研究将直肠癌直肠 LAR 后患者随机分配到常规治疗组（55 例）和 PFR 组（51 例）。PFR 组接受盆底康复训练（包括盆底肌肉训练、生物反馈、功能性电刺激、直肠球囊训练）。与常规治疗相比，非选择的 LAR 后患者的 PFR 并没有导致更大的 Wexner 失禁评分变化（PFR：−2.3，95%CI：−3.3～−1.4；对照组：−1.3，95%CI：−2.2～−0.4；P<0.13）。然而，PFR 与随访时急迫性较低有关（OR：0.22，95%CI：0.06～0.86）。没有完全失禁患者进行 PFR 后 Wexner 失禁评分有较大改善（PFR：−2.1，95%CI：−3.1～−1.1；对照组：−0.7，95%CI：−1.6～0.2；P<0.045）。对于中度及以上的失禁患者，PFR 可使所有与大便失禁相关的生活质量领域发生改善，而对照组则出现恶化。排除几乎完全失禁的患者后，这些改善甚至更明显，由此表明急迫性或中度失禁以上及没有接近完全失禁的患者可从 PFR 中获益。

Kye 等（2016 年）将 56 例行新辅助放化疗的临时性造口患者，根据造口期间是否行生物反馈疗法（biofeedback therapy，BFT）随机分为试验组和对照组。结果表明临时性造口间隔期间的 BFT 对预防直肠切除术后 6 个月临时性造口逆转后的肛肠功能障碍没有作用，然而 BFT 可能有助于维持静息肛门括约肌张力。

杨娌（2018 年）的一项随机对照试验中，将低位直肠癌行 Dixon+ 预防性造口术的女性患者随机分为治疗组（27 例）和对照组（21 例）。对照组患者给予术后常规护理，治疗组患者在对照组基础上给予盆底肌训练指导，比较两组患者肛门失禁情况及肛门直肠压。干预后治疗组患者肛门失禁得分低于对照组，肛门收缩压、肛门静息压及直肠感觉阈值高于对照组，差异均有统计学意义（$P<0.05$）。由此表明坚持盆底肌训练对预防低位直肠癌行 Dixon+ 预防性造口术患者大便失禁具有一定效果。

【推荐意见 50】降结肠或乙状结肠造口患者宜进行结肠造口灌洗。（2d，B）

证据描述：2020 年 WCET 的《国际造口指南（第 2 版）》指出，结肠灌洗是指将水灌入肠道以刺激排便的技术，从而调节排便时间。这是一种公认的治疗结肠造口患者便秘的安全方法，可减轻便秘症状、调节粪便排出量，实现粪便控制。

叶新梅等（2020 年）追踪调查了自然排便组和结肠造口灌洗组术后 1、6、12 和 24 个月的生活质量，探讨了结肠造口灌洗对 110 例永久性结肠造口患者远期生活质量的影响。结果显示，术后 1 个月结肠造口灌洗组的情绪功能评分明显高于自然排便组（$P<0.05$），术后 1、6、12 和 24 个月的结肠造口灌洗组的角色功能和社会功能均明显高于自然排便组（$P<0.01$）；术后 24 个月结肠造口灌洗组生活质量的角色功能、情绪功能、认知功能、社会功能以及总体生活质量评分与心理弹性、希望特质和正性情绪均为显著正相关（$P<0.05$）。研究结论为，结肠造口灌洗可有效提高永久性结肠造口患者的生活质量，心理弹性、希望特质及正性情绪，对其生活质量具有积极影响。

第五章

肠造口及周围皮肤并发症护理

第一节 概 述

高达 70% 的造口术后患者会出现肠造口或肠造口周围皮肤并发症。这些并发症会延长患者住院时间、增加再入院风险、增加门诊就诊次数和肠造口护理相关的费用，并对患者的健康相关生活质量产生严重的负面影响。当患者出现并发症时，护理专家正确识别和处理肠造口及肠造口周围皮肤并发症并提供专业的护理支持，是帮助肠造口患者自我护理的关键。

本节内容主要阐述肠造口及肠造口周围皮肤并发症预防及管理的相关内容，以期为规范临床肠造口及肠造口周围皮肤并发症提供参考依据。

第二节 肠造口并发症护理

根据肠造口并发症出现时间可分为早期（≤30 天）和晚期（>30 天）并发症。早期并发症包括造口坏死、造口回缩、造口皮肤黏膜分离和造口旁瘘。晚期并发症包括造口旁疝、造口脱垂、造口回缩和造口狭窄。肠造口并发症会对患者的身心健康产生较大的负面影响，护理专家的术前评估和术后护理指导能有效预防或及时治疗肠造口并发症。

本节概述了各种常见肠造口并发症的预防和治疗证据，以期为临床工作者及患者提供参考依据。

【推荐意见 51】术前进行造口定位，可定位于腹直肌上或腹直肌旁，造口术前定位可预防造口旁疝、造口坏死、造口回缩、造口狭窄、造口旁瘘和造口周围潮湿相关性皮肤损伤等。（2b，A）

证据描述：2019 年 MISSTO 的《意大利成人肠造口手术治疗指南》指出，造口可以建在腹直肌旁或腹直肌上。

Hardt 等（2019 年）的一项 Cochrane 综述，对经腹直肌上和腹直肌旁造口术预防造口旁疝的效果进行评价，纳入 11 篇文献 924 名患者（其中 1 篇为 RCT，10 篇为 NRCT）。研究结果显示经腹直肌上和腹直肌旁造口术患者造口旁疝发生率没有差异（RR: 1.22，95%CI: 0.84～1.75，P>0.05）。

Hardt 等（2016 年）的一项单中心的随机对照试验结果显示，两种技术在预防造口旁疝方面没有显著差异。60 名接受了选择性临时回肠袢式造口术患者随机分组，造口旁疝的发生率在腹直肌旁外侧组（18.5%）和经腹直肌组（13.8%）之间差异没有统计学意义（P=0.725）。

Hsu 等的一项系统评价共纳入 10 篇文献 2 109 名患者。对术前造口部位标记减少造口和造口周围皮肤并发症进行评价，结果显示造口术前定位能够有效降低各种类型的造口并发症，包括造口旁疝、造口坏死、造口回缩、造口狭窄、造口旁瘘、造口周围皮肤问题等（OR: 0.52，95%CI: 0.42～0.64，P<0.001）。

【推荐意见 52】住院期间对肠造口患者实施临床护理路径，可降低并发症发生率，提高患者的自我护理能力，改善其

生活质量。(3c, A)

证据描述: 许晶晶等(2020年)将216例永久性结肠造口患者分为对照组和观察组,对照组给予常规护理,观察组给予临床护理路径干预。结果表明观察组健康知识掌握程度高于对照组(P<0.05),并发症发生率低于对照组(P<0.05),躯体功能、角色功能、认知功能、情绪功能及社会功能评分均高于对照组(P<0.05)。

【推荐意见53】出院后开展延续性护理,可预防造口及造口周围皮肤并发症的发生。(1b, A)

证据描述: 本指南纳入7个随机对照试验共706名患者,对采取延续护理模式预防造口并发症的效果进行评价。合并4个研究结果提示延续性护理可以降低造口狭窄的发生率(RR: 0.37, 95%CI: 0.15～0.88, P<0.05)。合并4个研究结果提示延续性护理可以降低造口脱垂的发生率(RR: 0.20, 95%CI: 0.05～0.76, P<0.05)。合并3个研究结果提示延续性护理可以降低造口感染的发生率(RR: 0.25, 95%CI: 0.07～0.86, P<0.05)。合并5个研究结果提示延续性护理可以降低造口周围皮炎的发生率(RR: 0.44, 95%CI: 0.22～0.90, P<0.05)。合并3个研究结果提示延续性护理不能降低造口回缩的发生率(RR: 0.33, 95%CI: 0.08～1.37, P>0.05)。其余并发症如皮肤黏膜分离、造口出血、造口旁疝无法合并进行分析。

一、造口旁疝的护理

【推荐意见54】应进行造口旁疝的危险因素评估,包括腰围和体重指数等,并根据需要提供体重管理建议。(5b, B)

证据描述: 2019年RNAO在《成人造口患者术前术后的

护理支持（第 2 版）》指出，为患者进行危险因素评估可能会降低预期或生活中肠造口患者的造口旁疝发生率。

De Raet 等（2008 年）的一项回顾性研究指出，BMI 和腰围都是肠造口患者发生造口旁疝的危险因素。腰围>100cm 的人有 75% 的概率出现造口旁疝，BMI 控制在 20～25kg/m^2 之间可以减少造口旁疝的发生，这表明肠造口患者可能需要接受体重管理方面的建议。

【推荐意见 55】提供造口旁疝预防的围手术期教育：

（1）术前加强腹部核心肌群训练并减轻体重。（5b，B）

（2）术后避免提重物，穿着轻便服装。（3c，A）

（3）3 个月内开始进行腹部肌肉锻炼，并持续至少 1 年。（3c，A）

证据描述：Thompson 和 Trainor（2005 年）的一项研究表明，采取以下措施可以降低永久性肠造口患者造口旁疝的发病率。不要举重，穿着轻便服装，并在手术后三个月内开始特定的腹部锻炼。在实施以上措施后，患者造口旁疝发生率从 28% 降低为 14%。

楼征等（2022 年）在《肠造口的规范化实施及造口旁疝的预防策略》中建议，采取术前加强腹部核心肌群训练、减轻体重和控制腹压等可以预防造口旁疝的发生。

【推荐意见 56】在患者腹带下使用 3D 打印的造口旁疝固定片，可预防造口旁疝的发生。（3c，A）

证据描述：赵改丽等（2022 年）将 70 例直肠癌行 Miles 术及永久性结肠造口患者分为对照组（32 例）和观察组（38 例），两组均应用两件式造口袋。对照组术后行常规造口护理并佩戴腹带固定造口周围组织；观察组在此基础上，于腹带下使用 3D 打印的个体化造口旁疝固定片，术后 6 个月评价效果。结果显示，观察组造口旁疝发生率（7.8%）明显低于对照组（40%），差异有统计学意义（$P<0.001$）。

【推荐意见 57】永久性肠造口患者术后应用造口旁疝腹带，可使造口底盘使用时间延长，并预防造口旁疝发生。（3c，A）

证据描述：黄桂芳等（2019 年）选取某院胃肠外科 2014 年 12 月—2018 年 11 月收治的 63 例永久性肠造口患者为试验组，2011 年 8 月—2014 年 10 月收治的 59 例永久性肠造口患者为对照组。两组在术后常规治疗、护理及健康宣教的基础上，试验组根据患者自身体形和造口位置，自行设计和制作造口旁疝腹带；对照组采用传统造口腹带。结果显示试验组和对照组造口底盘使用时间分别为（4.86±1.79）天和（3.52±1.08）天，造口旁疝发生例数分别为 0 例和 11 例（18.64%）（$P<0.05$）。

金鲜珍等（2015 年）将 80 例经腹会阴联合直肠癌根治术患者随机分为对照组与观察组各 40 例。观察组术后 2 周内佩戴自制带式造口旁疝腹带，术后 2 周开始佩戴自制裤式造口旁疝腹带；对照组一直佩戴带式造口旁疝腹带。观察两组患者腹带的移位情况，记录坚持佩戴 2 年的例数、腹部坠胀感和造口旁疝的发生数。结果观察组术后 2 年内造口旁疝的发生率（12.5%）显著低于对照组（30%）（$P<0.01$）。

【推荐意见 58】造口部位不应用于标本提取或开展其他技术操作，以减少造口旁疝发生的风险。（3c，A）

证据描述：2019 年 MISSTO 的《意大利成人肠造口手术治疗指南》使用造口作为标本提取部位增加了患者造口旁疝发生率，可能与操作导致造口开口增大有关。

Li 等（2017 年）的研究回顾性比较了 738 名患者。其中

139 人进行了造口部位标本提取，这些患者发生造口旁疝的风险（10.1%）较未进行造口部位标本提取的患者（4.2%）明显较高（$P<0.05$）。

【推荐意见 59】出现造口旁疝时，可以考虑以下干预措施：

（1）使用造口腹带。（3c，A）

（2）如果水和粪便不容易流出，停止结肠造口灌洗。（5b，B）

（3）使用顺应性较好的造口底盘以防止造口周围皮肤损伤。（5b，B）

（4）应寻求外科医生的意见，尽早修复。如果疝嵌顿和/或造口颜色发生变化，建议患者进行紧急手术治疗。（5b，B）

证据描述：2017 年 WOCN 更新的《成人肠/泌尿造口术患者临床管理指南》指出，当出现疝气时应寻求外科医生的意见。早期进行疝气修补术，患者发生手术并发症的风险更低。出现造口旁疝时应考虑以下干预措施：使用腹带；如果水和粪便不容易流出，停止结肠造口灌洗；使用顺应性好的造口底盘，以防止造口周围皮肤损伤；如果疝嵌顿和/或造口颜色发生变化，建议患者进行紧急手术治疗。

徐洪莲等（2005 年）将 36 例肠造口旁疝患者分为两组，造口腹带组 20 例，普通腹带组 16 例。比较治疗 1 个月后的效果。结果显示造口腹带组有 15 例（75.0%）、普通腹带组有 3 例（18.8%）1 个月后能坚持使用腹带。造口腹带对于减轻造口周围不适症状、防止体形改变、减少造口袋渗漏等均优于普通腹带（$P<0.01$）。

二、造口坏死的护理

【推荐意见 60】在肥胖患者上腹部标记造口位置，可能

会减少手术切除肠系膜的范围，并最大限度地减少血管对造口的损害。（5b，B）

证据描述：2018 年 WOCN 的《WOCN 协会临床指南管理成人肠 / 泌尿造口术患者的执行摘要》指出，考虑在肥胖患者的上腹象限标记潜在的造口部位，这可能会减少手术切除肠系膜的必要程度，并最大限度地减少血管对造口的损害。

【推荐意见 61】造口颜色出现深棕色或黑色时，需要立即评估和密切观察，以确定缺血和坏死的程度：

（1）可向造口内插入一根涂有润滑剂的玻璃试管，同时用手电筒检查近端黏膜的情况；也可使用可弯曲的乙状结肠镜或带有光源的肛门镜进行检查。（5b，B）

（2）触诊造口，有助于确定黏膜温度和肿胀情况。（5b，B）

证据描述：2017 年 WOCN 更新的《成人肠 / 泌尿造口术患者临床管理指南》指出，可触诊造口，有助于确定黏膜温度和肿胀情况。

2024 年更新的《回肠造口或结肠造口的护理和并发症》指出，除常规评估外，还须评估造口坏死的范围。可参考的评估方法有两种：一种是向造口内插入一根涂有润滑剂的测试管并用手电查看近端黏膜；另一种方法是使用可曲式乙状结肠镜或带光源的肛门镜进行检查。

【推荐意见 62】出现造口坏死后可采取以下措施：

（1）使用二件式透明造口袋。（4d，B）

（2）遵医嘱去除造口周围碘仿纱布，或将缺血区域缝线拆除 1～2 针，观察血运恢复情况。（5b，B）

（3）根据缺血和坏死的程度处理造口坏死：浅层坏死可以继续观察；如果缺血和坏死较深，须评估是否需要清创；如果坏死在筋膜以下，建议患者进行紧急手术治疗。（4d，B）

证据描述：2017 年 WOCN 更新的《成人肠 / 泌尿造口术患者临床管理指南》指出，根据缺血和坏死的程度处理造口坏死。如果坏死是浅表性的，则监测和观察造口，随着时间的推移，最上层的组织可能会脱落，露出一个红色的、可存活的造口。如果缺血和坏死较深，确定是否需要对不能存活的造口组织进行清创。如果坏死在筋膜以下，建议患者进行紧急手术修复。

2020 年中华护理学会《成人肠造口护理》团体标准指出，出现造口坏死后应使用二件式透明造口袋；遵医嘱去除造口周围碘仿纱布，或将缺血区域缝线拆除 1～2 针，观察血运恢复情况。

吴晓丽等（2022 年）在个案报道中指出，采用已脱离正常组织的坏死组织剪除，其余坏死组织继续观察，使用两件式造口袋和造口护肤粉等措施，造口黏膜明显愈合，坏死组织逐渐转变为新鲜组织，直至切口皮肤完全愈合。

三、造口皮肤黏膜分离的护理

【推荐意见 63】根据造口皮肤黏膜分离的程度进行处理：

（1）如果分离较浅，可以考虑在分离部位使用造口护肤粉。

（2）如果分离较深，考虑用吸收性敷料填塞，如藻酸盐敷料或亲水性纤维敷料，并覆盖水胶体敷料、防漏膏 / 皮 / 环等。

（3）如果患者有感染风险，可考虑使用抗菌敷料。

（4）如果患者发生全身感染，取伤口分泌物送细菌培养，根据药敏试验结果遵医嘱给予全身抗生素。（5b，B）

证据描述：2017 年 WOCN 更新的《成人肠 / 泌尿造口术

患者临床管理指南》指出，根据缺损的深度和程度进行黏膜分离治疗。如果分离较浅，可以考虑在分离处撒上造口护肤粉来吸收水分，促进更好地粘贴造口袋。如果分离较深，考虑用吸收性敷料填充分离，如藻酸盐敷料或亲水性纤维敷料；如果分离有深度，用片状水胶体敷料或防漏膏。如果担心有感染风险，考虑在全身治疗之外使用抗菌敷料；如果发生全身感染，适当全身使用抗生素治疗。

中国研究型医院学会护理分会在2022年《成人肠造口皮肤黏膜分离护理专家共识》提出，存在全身感染症状时，取伤口分泌物送细菌培养，根据药敏试验结果遵医嘱给予全身抗生素治疗。

四、造口回缩的护理

【推荐意见64】根据造口回缩程度进行护理：

（1）当造口回缩时，考虑使用凸面底盘和/或腰带，尝试将造口高度提高到皮肤水平以上。

（2）如果没有达到预期底盘更换时间且并发症持续存在，应转介医生，评估是否需要手术干预。（5b，A）

证据描述：2017年WOCN更新的《成人肠/泌尿造口术患者临床管理指南》指出，造口回缩时，尝试将造口的高度提高到皮肤水平以上。考虑使用凸面底盘和/或腹带，考虑凸面底盘的风险和好处。如果没有达到预期底盘更换时间且并发症持续存在，应转介医生，评估是否需要手术干预。

五、造口狭窄的护理

【推荐意见65】根据造口狭窄对排便影响程度进行护理：

（1）对于造口轻度狭窄者，可改变饮食习惯，减少不溶性纤维的摄入，使用大便软化剂，增加液体摄入，保持大便柔软。

（2）当造口狭窄影响排便时，暂时用手指扩张造口以帮助造口排泄，但不应长期扩张。

（3）严重的狭窄须评估是否采用手术矫正。（5b，A）

证据描述：2017 年 WOCN 更新的《成人肠 / 泌尿造口术患者临床管理指南》指出，建议轻度造口狭窄的患者改变饮食习惯，减少不溶性纤维的摄入，使用大便软化剂，增加液体摄入量以保持大便柔软。考虑暂时扩张造口以帮助排便，由于缺乏证据，不推荐扩张作为长期的实践，长期使用扩张与造口狭窄有关。确定是否需要手术矫正狭窄。

六、造口脱垂的护理

【推荐意见 66】为防止临时性肠造口脱垂，回肠袢式造口术优于结肠袢式造口术。（1b，A）

证据描述：2019 年 MISSTO 的《意大利成人肠造口手术治疗指南》指出，与结肠袢式造口术相比，回肠袢式造口术的造口脱垂发生率较低。

GÜenaga 等（2007 年）发表了一篇关于临时回肠造口术和结肠造口术的比较分析，该研究纳入了 5 项随机对照试验，最终结果显示结肠造口脱垂率（19%）比回肠造口的脱垂率（2%）高。

Rondelli 等（2009 年）的一项荟萃分析汇总了 12 项研究共 1 529 例患者。结果显示：回肠袢式造口患者的总并发症、感染并发症和造口脱垂率较结肠袢式造口患者低（*OR* 值分别为 0.47、0.54、0.21，$P<0.05$）。

Chen 等（2013 年）的一项荟萃分析对临时回肠造口和临

时结肠造口术后并发症进行了比较，纳入了 5 个随机对照试验和 7 个非随机对照试验，共计 1 687 例患者。其中随机对照试验的荟萃分析表明，临时回肠造口术组的造口脱垂风险较低（*RR*: 0.15，95%*CI*: 0.04～0.48，*P*<0.001）。非随机对照试验的荟萃分析也显示，临时回肠造口术组造口脱垂的风险较低（*RR*: 0.26，95%*CI*: 0.10～0.67，*P*<0.005）。

Geng 等（2015 年）的一项荟萃分析对回肠袢式造口和结肠袢式造口术后并发症发生率进行了研究，纳入了 5 项研究，共计 1 025 例患者（652 例回肠袢式造口和 373 例结肠袢式造口）。结果显示，回肠袢式造口术后造口脱垂患病率（2.19%）低于结肠袢式造口（8.21%）（*OR*: 0.28，95%*CI*: 0.09～0.85，*P*<0.05）。

【推荐意见 67】对已出现造口脱垂的患者考虑采取以下措施：

（1）调整造口底盘的开口，以防对造口造成损伤。

（2）使用造口腹带与脱垂固定装置。

（3）根据造口脱垂的长度，评估一件式造口袋是否可以最大限度地减少脱垂造口的创伤。

（4）指导患者或照顾者评估脱垂造口的颜色变化，如造口颜色变暗或缺血时应及时就医。（5b，B）

证据描述：2017 年 WOCN 更新的《成人肠 / 泌尿造口术患者临床管理指南》指出，调整造口袋底盘开口，防止对造口造成创伤；使用造口腹带与脱垂固定装置；根据脱垂的长度，评估一件式造口袋是否可以最大限度地减少对脱垂造口的创伤；评估脱垂造口的颜色变化，如果造口颜色变暗或缺血，及时就医；如果供血不足，且不能徒手复位脱垂的造口，则转介患者进行紧急手术评估。

陈杰等专家在《造口旁疝分型专家微共识(2022版)》中指出，造口脱垂作为造口术常见的并发症，一旦出现症状，建议手术治疗。

七、造口旁瘘的护理

【推荐意见68】采取综合护理方案护理造口旁瘘：①积极治疗可能导致瘘管发生的潜在疾病(如克罗恩病)；②选择合适的造口袋以充分保护皮肤；③如果通过改变造口袋类型仍无法改善造口旁瘘，可以考虑手术治疗。(5b，A)

证据描述：2017年WOCN更新的《成人肠/泌尿造口术患者临床管理指南》指出，确保患者选择合适的造口袋并充分保护造口周围皮肤；纠正任何可能导致瘘管形成的潜在疾病(如克罗恩病)；如果不能通过改变造口袋类型来改善造口旁瘘，可以考虑手术干预。

第三节 肠造口周围皮肤并发症护理

肠造口周围皮肤损伤是指发生于肠造口周围造口护理用品粘贴处的皮肤损伤，主要包括造口周围潮湿相关性皮肤损伤、变应性接触性皮炎、感染、机械性皮肤损伤和其他皮肤损伤，是造口术后最常见的并发症。出现肠造口周围皮肤并发症后，患者如未及时寻求专业诊治或缺乏正确自护能力，生活质量将受到严重影响。本节针对常见肠造口周围皮肤并发症防治给出以下推荐意见。

一、造口周围潮湿相关性皮肤损伤的护理

【推荐意见69】基于肠造口及周围身体形态的动态评

估，选择适合患者的造口护理用品和附件产品，保持造口底盘与造口周围皮肤的密闭性，预防排泄物渗漏。（1b，A）

证据描述：2020 年 WCET 的《国际造口指南（第 2 版）》指出，造口底盘是隔离皮肤与潮湿源的重要屏障，具有一定的隔离保护、防渗吸湿功能。各类防漏膏 / 环、皮肤保护膜等造口附件产品也具有密封防漏、保护隔离、延长造口底盘使用的作用。

2022 年 WOCN 的《术后凸面底盘使用共识》指出，下列情况可考虑使用凸面底盘以防止渗漏：深皱褶、浅皱纹、造口回缩和 / 或平齐、开口位于或低于皮肤水平、造口周围皮肤松弛。

Colwell 等（2017 年）的一项描述性研究发现，305 名（40.60%）护士报告选用防漏环使患者造口底盘使用达到最长时间；使用防漏环可以改善造口袋密封并保护造口周围皮肤。防漏膏的使用难度相比防漏环较大，如防漏膏含乙醇可能会对裸露的造口周围皮肤造成刺痛。

Park 等（2011 年）采用 2 个平行随机对照试点试验，从医院招募 81 名造口患者完成了基线、1 个月、2 个月和 3 个月的随访。常规造口周围皮肤护理（standardized peristomal skin care，SPSC）组（n=45）使用清水清洁和直接应用造口护理用品；保护壳技术（crusting technique，CT）组（n=36）使用造口护肤粉并外用皮肤保护膜。使用造口周围皮肤评估工具对皮肤进行评估，包括变色、侵蚀和增生。采用广义估计方程模型，根据时间和分组检验效应，结果发现两组间变色差异无统计学意义。SPSC 组的侵蚀概率（OR：0.38，95%CI：0.16～0.89）和增生概率（OR：0.09，95%CI：0.02～0.55）高于 CT 组。

【推荐意见 70】 可根据产品说明书推荐使用时长、患者实际使用后底盘黏胶腐蚀情况和渗漏发生规律，预测安全使用周期，应在发生渗漏或造口周围皮肤出现瘙痒、烧灼感之前更换底盘。（5b，A）

证据描述： Colwell 等（2017 年）的研究中指出，可根据产品说明书推荐使用时长、患者实际使用后底盘黏胶腐蚀情况和渗漏发生规律预测安全使用周期。造口护理用品佩戴时间过长会增加渗漏及造口周围潮湿相关性皮肤损伤的发生风险。造口底盘更换过于频繁可引起造口周围皮肤屏障受损，从而引起经皮失水增加，底盘下方水分积聚造成潮湿源刺激。

2021 年 WOCN《造口周围皮肤健康共识》指出，造口袋系统更换频率应该是可靠的、可预测的，在发生瘙痒、灼烧和渗漏之前进行更换。

【推荐意见 71】 根据造口形状、大小的变化，动态调整造口底盘开口大小，以最大程度减少造口周围皮肤暴露，尤其是造口术后早期。（5c，A）

证据描述： Landmann 等（2020 年）在著作中指出，造口的形状和大小常会在术后早期发生改变。可在造口外观不再改变后选择适合的预开口造口底盘，患者或其照顾者不必在每次使用前修剪底盘。

2021 年 WOCN《造口周围皮肤健康共识》指出了造口高度和造口位置的变异性，随着术后时间变化或体重波动（增加或减少），需要重新评估造口袋的密封有效性。

【推荐意见 72】 出现造口周围潮湿相关性皮肤损伤时，采取以下措施：

（1）立即查找病因并针对性调整造口护理方法和 / 或更

换造口护理用品类别，以防止进一步损伤。(5c，A)

(2) 皮肤损伤处渗出液为少量时，选择使用造口护肤粉联合无刺激性皮肤保护膜治疗受损皮肤。(5c，A)

(3) 皮肤损伤处渗出液为中至大量时，选择水胶体敷料、藻酸盐敷料等具有吸收和收敛作用的敷料治疗。(1b，A)

证据描述：2017 年 WOCN 更新的《成人肠 / 泌尿造口术患者临床管理指南》指出，出现造口周围潮湿相关性皮肤损伤时，应查找原因并及时调整造口袋的选择和使用，确保密封以防止进一步渗漏加重损伤。可使用造口护肤粉、无刺激性皮肤保护膜或固体皮肤屏障治疗造口周围潮湿相关性皮肤损伤问题。

卢贤英等(2023 年)的一项网状 Meta 分析显示，湿性敷料联合干预(水胶体敷料 + 复方角菜酸酯乳膏、水胶体敷料 + 藻酸盐敷料)治疗肠造口周围皮炎的效果更佳。水胶体敷料 + 复方角菜酸酯乳膏、水胶体敷料 + 藻酸盐敷料、水胶体敷料、水胶体敷料 + 造口护肤粉 + 皮肤保护膜、壳聚糖伤口护理膜、复方角菜酸酯乳膏、湿润烧伤膏治疗造口周围皮炎有效率均优于氧化锌软膏($P<0.05$)；水胶体敷料 + 复方角菜酸酯乳膏、水胶体敷料 + 藻酸盐敷料有效率优于造口护肤粉 + 皮肤保护膜($P<0.05$)；根据排序概率表得知，排名前 3 位的干预措施为水胶体敷料 + 复方角菜酸酯乳膏、水胶体敷料 + 藻酸盐敷料、红外线 + 造口护肤粉 + 皮肤保护膜。

Doughty(2005 年)在综述性研究中指出，可使用造口护肤粉和无刺激皮肤保护膜或片状皮肤保护用品治疗受损皮肤。

【推荐意见 73】指导患者及照护者早期识别和有效干预造口周围潮湿相关性皮肤损伤。(4b，A)

证据描述：张萌等（2020 年）基于证据的临床实践调研表明，造口周围潮湿相关性皮肤损伤在术后各时期均可能发生，但因专业知识有限，多数患者居家更换造口护理用品时缺乏对造口周围皮肤评估的意识与能力，以至出现局部破溃、疼痛、反复渗漏才就诊。

Gray 等提出除了指导患者定期接受具备专业知识的医护人员的评估护理外，还应教育患者或其照顾者理解造口周围潮湿相关性皮肤损伤的原因、预防方法、早期症状和干预方法，提升其造口自我护理能力。

二、造口周围变应性接触性皮炎的护理

【推荐意见 74】当患者出现造口周围变应性接触性皮炎时，尽早识别并停止使用引发变态反应的造口护理用品；斑贴试验可用于识别变应原。（4a，A）

证据描述：2017 年 WOCN 更新的《成人肠 / 泌尿造口术患者临床管理指南》指出，确定并停止使用变应原，斑贴试验可能会有所帮助。

Landis 等（2012 年）对 2000—2010 年在佛罗里达州杰克逊维尔妙佑医疗国际皮肤科接受斑贴试验的造口和造口周围皮炎患者进行回顾性病历审查，结果表明斑贴试验是识别造口周围皮炎患者变应原的有效工具。

Navarro 等（2021 年）的个案研究发现斑贴试验可用于明确变应原。

【推荐意见 75】应优先使用温水或使用低致敏性、无刺激性的清洗液清洁受损皮肤，不宜使用碱性肥皂或任何含有防腐剂、消毒剂的清洗用品。（5c，A）

证据描述：Dissemond 等（2020 年）的一项专家共识《潮

湿相关性皮肤损伤（MASD）：来自 Wund-D.A.CH 的最佳实践建议》指出，应避免使用任何含有防腐剂、消毒剂的用品；温水或免洗皮肤清洁剂可用于清洁；不推荐使用碱性肥皂或阴离子表面活性剂；清洁后，必须轻轻拭干皮肤表面水分，切勿摩擦或吹干。

【推荐意见 76】局部使用皮质类固醇药物控制炎症并减轻症状，优先选择粉剂或喷雾；如使用膏剂，须待完全吸收后再使用造口底盘和附件产品。（1b，A）

证据描述：2017 年 WOCN 更新的《成人肠 / 泌尿造口术患者临床管理指南》指出，局部使用皮质类固醇喷雾控制炎症并缓解症状；避免使用乳霜和软膏，因为它们会影响造口袋系统的黏附性。

Morss-Walton 等（2021 年）的研究认为，局部采用他克莫司可作为局部类固醇的替代药物，并已被证明对造口周围变应性接触性皮炎的治疗有效。

【推荐意见 77】根据变应性接触性皮炎情况调整造口袋更换频率，造口底盘下方渗出液多时，可能需要更频繁地更换造口底盘，直到皮肤刺激症状消失。（1b，A）

证据描述：2017 年 WOCN 更新的《成人肠 / 泌尿造口术患者临床管理指南》指出，须根据情况调整更换造口护理用品的频率，可能需要更频繁地移除和更换造口底盘，直到皮肤刺激症状消失。

三、造口周围皮肤念珠菌 / 真菌感染的护理

【推荐意见 78】出现造口周围皮肤念珠菌 / 真菌感染时可采取以下措施：

（1）在粘贴造口底盘和附件产品前局部使用抗真菌药

物。（1b，A）

（2）抗真菌药物优先选择粉剂和溶液，如因无法获取而必须使用膏剂时，须待完全吸收后再使用造口底盘和附件产品。（5c，A）

证据描述：2017 年 WOCN 更新的《成人肠 / 泌尿造口术患者临床管理指南》指出，在使用造口底盘和附件产品之前，可在受真菌感染的造口部位使用粉状抗真菌药物（不推荐使用膏剂）。

2020 年《中国成人念珠菌病诊断与治疗专家共识》显示，皮肤念珠菌病治疗原则是首先保持创面干燥和局部外用抗真菌药物治疗，常用药物有克霉唑、益康唑、咪康唑、酮康唑、舍他康唑、卢立康唑、联苯苄唑、特比萘芬、布替萘芬、环吡酮胺、利拉萘酯、阿莫罗芬等乳膏、凝胶、溶液或洗剂，每日 1～2 次，疗程 1～2 周，适用于多种皮肤念珠菌病。对于严重的慢性皮肤黏膜念珠菌病和播散性念珠菌病皮肤受累患者还须口服或静脉应用抗真菌药物，氟康唑和伊曲康唑最为常用。

【推荐意见 79】造口周围皮肤持续或严重真菌感染的患者应遵医嘱使用口服或静脉注射抗真菌药物。（1b，A）

证据描述：2017 年 WOCN 更新的《成人肠 / 泌尿造口术患者临床管理指南》指出，造口周围若发生持续或严重的真菌感染，应使患者口服或静脉注射抗真菌药物来控制感染并减轻症状。

2020 年《中国成人念珠菌病诊断与治疗专家共识》显示，对于严重的慢性皮肤黏膜念珠菌病和播散性念珠菌病皮肤受累患者还须口服或静脉应用抗真菌药物，其中氟康唑和伊曲康唑最为常用。

【推荐意见 80】应保持造口周围皮肤感染部位干燥，选

择密封性好的造口护理用品并及时更换，防止造口底盘下方出现渗漏引起潮湿加重感染。（1b，A）

证据描述：2017 年 WOCN 更新的《成人肠 / 泌尿造口术患者临床管理指南》指出，发生感染的部位应保持干燥，为防止发生渗漏引起潮湿刺激加重造口底盘下方皮肤感染，应选择密封性能好的造口底盘或附件产品并及时更换。

2020 年《中国成人念珠菌病诊断与治疗专家共识》显示，皮肤念珠菌病治疗原则是首先保持创面干燥和局部外用抗真菌药物治疗。

四、造口周围机械性皮肤损伤：医用黏胶相关皮肤损伤（MARSI）的护理

【推荐意见 81】应选择黏合力适中的造口底盘。揭除造口底盘时双手操作，在皮肤与底盘接触面边缘按住皮肤，以低角度从上向下缓慢移除。（5b，A）

证据描述：2020 年 WCET 的《国际造口指南（第 2 版）》指出，为防止因底盘黏性太大而造成皮肤损伤，应选择黏合力适中的造口护理用品，可以考虑选择没有黏胶边框的造口底盘，或使用皮肤保护膜保护底盘下的脆弱皮肤。

2021 年 WOCN 的《造口周围皮肤健康共识》指出，尽可能用双手操作，低角度从上向下缓慢移除造口底盘和其他黏合剂，在皮肤 - 黏合剂接触面边缘按住皮肤，减少因医用黏胶导致的皮肤损伤。

Le（2021 年）的综述性研究指出，相比于水胶体底盘材质，硅胶类造口底盘更加柔软舒适，且具低致敏性，可以有效保护底盘下脆弱皮肤，减少医用黏胶相关皮肤损伤。

Belfield-Cockings（2022 年）对使用硅酮底盘的 61 位

肠造口患者进行连续6周的效果观察。结果发现6周后，36.1%的参与者造口周围皮肤状况有所改善（n=22），57.3%的参与者报告皮肤保持不变（n=35），只有6.6%的人报告皮肤状况恶化（n=4）。

【推荐意见82】黏胶去除困难或造口周围皮肤脆弱时可使用黏胶去除剂，使用后须彻底清洗。应避免使用柑橘类、乙醇类和油性黏胶去除剂，推荐使用硅油基配方黏胶去除剂。（4a，A）

证据描述：Morss-Walton等（2021年）的一项综述性研究指出柑橘类、乙醇类和油性黏胶去除剂易导致变态反应或刺激性反应，并可能影响造口底盘粘贴，推荐使用硅油基配方黏胶去除剂，减少皮肤损伤。

五、造口周围机械性皮肤损伤：器械相关压力性损伤的护理

【推荐意见83】造口周围器械相关压力性损伤与造口腰带、支撑棒、底盘、尾夹同皮肤接触面压力作用相关。使用造口护理用品时应在保证密封性能基础上压力最小化，并关注造口护理用品衔接处皮肤情况。（5b，A）

证据描述：Colwell等（2017年）的研究中指出，为确保造口稳固持续的密封性，减少渗漏风险，可考虑使用凸面底盘和腰带等，但使用的凸面底盘类型应在保证密封性能基础上压力最小化。当单独使用造口底盘不能提供安全密封时，应使用腰带，但可能会增加皮肤黏膜衔接处压力，尤其是使用凸面底盘时。

乔祎等（2021年）对造口门诊医疗器械相关压力性损伤发生现状的调查显示，在949例肠造口患者中，不同分

期的造口相关医疗器械相关压力性损伤共 76 例，发生率为 8.01%。其中腰带相关 38 例，支撑棒相关 20 例，底盘相关 12 例，尾夹相关 4 例，其他原因 2 例。

【推荐意见 84】出现造口周围器械相关压力性损伤时，应评估和消除压力源。已出现皮肤破溃时，使用吸收性敷料吸收创面渗出液，如造口护肤粉、藻酸盐敷料或聚氨酯泡沫，防止底盘粘贴不牢固。（1c，A）

证据描述：2017 年 WOCN 更新的《成人肠 / 泌尿造口术患者临床管理指南》指出，须确定并消除压力源以防止造口周围器械相关压力性损伤；如果已经出现皮肤损伤，可使用吸收性敷料，如造口护肤粉、藻酸盐敷料或聚氨酯泡沫，吸收多余的水分，防止底盘粘贴不牢固，引起渗漏。

Morss-Walton 等（2021 年）指出，须确定并消除压力源，如果已经出现皮肤损伤，可使用吸收性敷料，如造口护肤粉、藻酸盐敷料或聚氨酯泡沫，吸收多余的水分，防止底盘粘贴不牢固。

六、造口周围毛囊炎的护理

【推荐意见 85】造口周围毛发稠密者应及时剃除毛发，以防止揭除底盘时导致毛囊损伤而引发毛囊炎；注意避免干剃或使用脱毛剂损伤毛囊，可考虑永久性脱毛。（2b，B）

证据描述：2017 年 WOCN 更新的《成人肠 / 泌尿造口术患者临床管理指南》指出，造口周围毛发应及时剔除，保持造口周围干净清洁，但剔除毛发时应避免损伤毛囊，可考虑对造口周围毛发稠密的部位进行永久性脱毛。

2021 年 WOCN 的《造口周围皮肤健康共识》指出，在去除黏胶时应防止皮肤剥离以及可能导致毛囊炎的毛囊损伤，推荐剪除或使用一次性剃须刀沿毛发生长方向剃除造口周围区域的毛发，使其远离造口，避免使用脱毛剂或干剃。可考虑永久性脱毛技术。

【推荐意见 86】应评估造口周围毛囊炎的表现，遵医嘱进行细菌培养以明确感染类型，根据细菌培养结果进行药物治疗。（2b，A）

证据描述：2017 年 WOCN 更新的《成人肠 / 泌尿造口术患者临床管理指南》指出，应评估造口周围毛囊炎的症状及表现，遵医嘱进行细菌培养确定感染类型，正确选择药物对症治疗。

Rambhia 等（2019 年）的一篇关于毛囊炎的系统评价指出，克林霉素、利福平和红光光动力疗法可缓解毛囊炎的症状。但来源文献的研究样本均较小、缺乏对照组和随机化，还需更高等级证据证明其疗效，且该疗法是否适用于造口术后患者，仍需进一步临床验证。

七、造口周围坏疽性脓皮病的护理

【推荐意见 87】发生造口周围坏疽性脓皮病时，可采取下列措施：

（1）应评估患者是否存在继发性伤口感染。

（2）可使用吸收性敷料，如藻酸盐敷料或亲水纤维敷料吸收多余水分，便于底盘粘贴，并按需调整造口底盘更换频率。

（3）应进行疼痛管理。（5b，A）

证据描述：2017 年 WOCN 更新的《成人肠 / 泌尿造口术患者临床管理指南》指出，发生坏疽性脓皮病时应评估患者是否存在继发性感染。可视情况局部使用吸收性敷料（如藻酸盐敷料或亲水纤维敷料）吸收多余水分，便于底盘粘贴，按需调整造口底盘更换的频率。疼痛是坏疽性脓皮病的典型表现，发生坏疽性脓皮病时，进行疼痛管理。

曹国海（2000 年）在 20 例坏疽性脓皮病的病例总结中发现，局部使用吸收性敷料（藻酸盐敷料、亲水性纤维敷料等），可延长造口底盘的使用时间，但溃疡处局部应用类固醇药物并无益处。

孙懿松等（2019 年）与魏惠燕等（2017 年）的案例报道显示多学科合作有助于加快造口周围坏疽性脓皮病的愈合速度。

孙懿松等（2019 年）、魏惠燕等（2017 年）与叶新梅等（2019 年）的案例报道发现，在造口护理时尽可能避免底盘受力点压迫伤口，可使用防漏条或防漏膏围绕或覆盖造口与伤口连接处，并使用造口腰带固定造口底盘。

八、造口周围静脉曲张的护理

【推荐意见 88】出现造口周围静脉曲张，可采取下列措施：

（1）应避免使用坚硬的造口护理用品，以免造成伤害。

（2）如有急性出血可直接按压局部止血，如仍不能止血应立即转诊医院进一步治疗，使用止血药或局部缝扎等方法处理。（5b，A）

证据描述：2017 年 WOCN 更新的《成人肠 / 泌尿造口术患者临床管理指南》指出，造口周围静脉曲张患者应避免使用坚硬的造口护理用品，以免造成伤害。如有急性出血，可直接按压局部止血，如仍不能止血应立即就医。

胡薇等（2005 年）在一篇综述中提出，造口和造口周围皮肤的视诊是诊断造口周围静脉曲张最直接的方法，“海蛇头”是这种病例的典型特征，但并非所有患者均具备。大多数造口周围静脉曲张患者的急性出血可以通过局部措施控制（包括但不限于应用止血药，如硝酸银烧灼、肾上腺素棉球压迫、泡沫胶涂布、缝扎或结扎造口处曲张静脉等），但如果无效则需要侵入性的手术干预。

九、造口缝线肉芽肿的护理

【推荐意见89】出现造口缝线肉芽肿，可采取下列措施：

（1）应探查造口缝线肉芽肿周围，寻找并取出残留缝线，必要时使用硝酸银涂抹。

（2）更换造口袋前，先在肉芽肿处涂抹造口护肤粉以吸收多余水分。

（3）根据造口根部形状大小裁剪底盘，避免边缘摩擦造口黏膜导致肉芽增生。（5b，A）

证据描述：2017年WOCN更新的《成人肠/泌尿造口术患者临床管理指南》指出，预防和处理造口缝线肉芽肿的具体方法为：调整造口底盘的大小以紧密贴合造口周围；轻轻探查受影响区域，找到任何残留的缝合线，如果可能的话将其取出；如有需要，将硝酸银涂抹在组织凸起部位；更换造口袋前，先在患处涂抹造口护肤粉以吸收多余水分。

邹燕蕾（2015年）在一例因缝线反应导致的横结肠造口肉芽肿的个案研究中发现，残余缝线拆除后，内层敷料使用亲水纤维银敷料，外层敷料使用水胶体敷料，有利于伤口的愈合以及底盘的固定。

斯钦图亚（2017年）在一例造口肉芽肿患者的护理案例报告中发现，应用硝酸银棒可精准点灼肉芽肿，操作简便、不易出血。

第六章 指南制定过程

第一节 指南制定团队

一、指南制定团队成员与工作职责

本指南由中华护理学会伤口、造口、失禁护理专业委员会联合中国抗癌协会大肠癌整合护理专业委员会和北京大学医学部循证护理研究中心组织全国相关领域专家进行编写。团队成员共有 24 人，分为指南指导委员会、指南制定小组、评审小组、系统评价小组。

指南指导委员会由 3 名专家组成，分别为国内顶尖伤口、造口、失禁临床护理专家和循证护理专家。负责确定指南范围，判断和完善指南制定计划与目标，起草 PICO 问题，遴选各小组成员，处理利益冲突并组织工作会议，全程监督与协调指南制定过程，以保证指南制定工作的有序进行。

指南制定小组包括 12 名伤口、造口、失禁护理专家，分别来自全国各地三甲医院不同专科领域，包括伤口造口失禁护理、外科护理、护理管理以及循证护理等。负责协助确定 PICO 问题，遴选结局指标并排序，评价并整合证据，制定推荐意见及指南草案，根据外审意见确定终版指南。

评审小组由经验丰富的 3 名循证护理专家组成，主要负责对指南进行评审，包括前期对指南范围、PICO 问题等的评审以及后期对指南定稿文件的评审。

系统评价小组由来自全国各地的 6 名硕士研究生组成，主要负责在指南制定小组和评审小组的指导下检索证据、评价证据以及整合证据。

二、获取指南制定团队成员利益声明

指南制定团队成员均填写《指南利益冲突声明》，以确保不存在潜在的利益冲突，包括经济利益冲突和学术利益冲突等。

第二节 指南制定步骤

指南制定具体过程包括确立临床问题、证据检索、证据汇总、证据评价、证据分级、形成推荐意见、形成指南初稿、专家外审和定稿。

一、确立临床问题

指南指导委员会根据指南制定小组专家擅长的专科领域将其分为 4 个专家小组，根据不同领域关注的角度，结合初检文献以及临床经验提出本指南需关注的相关问题，根据 PICO 原则将问题具体化，涉及肠造口术前护理、术后护理、康复期护理以及并发症的防治四个方面，拟定了 123 个临床问题。制订“肠造口护理临床问题重要性评价表”，由 12 位指南制定小组专家对每个临床问题的重要性进行评分。重要性分数最低为 1 分，最高为 7 分，其中 1 分表示完全不重要，7 分表示非常重要，计算重要性分数的平均分。121 个临

床问题重要性评分的平均分均大于6分，详见表6-2-1。

表6-2-1 肠造口护理临床问题重要性评价结果

主题	临床问题	重要性分数/分
肠造口术前护理		
术前护理	1. 成人肠造口患者（P）中，全球领导人营养不良倡议（GLIM）标准、预后营养指数（PNI）、血清白蛋白（ALB）（I）是否可以评估术前营养风险（O）？	6.50
	2. 对于成人肠造口患者（P），哪些工具（I）可用于评估心理状况？	6.75
	3. 成人肠造口患者及照顾者（P）进行手术相关知识的健康教育的方式（I）有哪些？	6.75
	4. 成人肠造口患者及照顾者（P）进行手术相关知识的健康教育的内容（I）包括哪些？	6.75
	5. 对于成人肠造口患者（P），造口定位作为术前访视的优先事项（I）对减少术后造口问题的重要性（O）是什么？	6.42
	6. 在成人肠造口患者（P）术前定位时，最佳造口位置的选择，应该包括哪些体位（I）？	7.00
	7. 在成人肠造口患者（P）术前定位时，使用肠造口术前定位尺（I）与传统定位方法（C）相比，在预防造口旁疝（O）方面的效果如何？	6.58
	8. 在成人肠造口患者（P）术前定位时，腹直肌内的造口位置（I）与其他位置（C）在预防造口旁疝或造口脱垂（O）方面的效果如何？	6.92

续表

主题	临床问题	重要性分数 / 分
术前护理	9. 在成人肠造口患者（P）术前定位时，腹直肌外造口（I）与常规腹直肌内造口（C）在预防造口旁疝（O）方面的效果如何？	6.58
	10. 在成人肠造口患者（P）术前定位时，使用透明薄膜敷料（I）保护造口标记（C）效果如何？	6.25
肠造口术后护理		
（一）术后评估及护理	11. 成人肠造口患者（P）中进行营养评估及干预者（I）是否比未给予者（C）术后并发症发生率（O）低？	6.42
	12. 成人肠造口患者（P）中，清蛋白低下（I）是否比清蛋白正常（C）者的肠造口水肿发生率（O）高？	6.08
	13. 成人肠造口患者（P）中，高 BMI（I）是否比中、低 BMI（C）者的肠造口旁疝及造口回缩发生率（O）高？	6.75
	14. 成人肠造口患者（P）中，不规则（椭圆形、蘑菇伞形）肠造口（I）是否比规则（圆形）肠造口（C）的造口渗漏以及并发症发生率（O）高？	6.17
	15. 成人肠造口患者（P）中，造口高度不高于皮肤（与皮肤齐平 / 凹陷）（I）是否比高于皮肤（C）的造口渗漏以及并发症发生率（O）高？	6.67
	16. 成人肠造口患者（P）中，回肠造口（I）是否比结肠造口（C）渗漏以及周围皮肤损伤发生率（O）高？	6.75

续表

主题	临床问题	重要性分数/分
(一)术后评估及护理	17. 成人肠造口患者(P)中,回肠造口(I)是否比结肠造口(C)营养不良风险(O)高?	6.58
	18. 成人肠造口患者(P)中,分阶段回授法(I)是否比常规健康宣教(C)有利于提高患者自护能力和降低并发症发生率(O)?	6.67
(二)造口护理用品的选择	19. 在成人回肠造口术后早期患者(P)中,选择泌尿造口袋(I)与肠造口袋(C)相比,在延长底盘使用时间(O)方面的效果如何?	5.83
	20. 在成人肠造口术后早期患者(P)中,选择透明、无碳片、开口袋(I)与选择其他造口袋(C)相比,是否有利于造口排气、排便情况的观察及减少造口袋的频繁更换(O)?	6.50
	21. 在造口回缩/低平的成人肠造口患者(P)中,选择凸面底盘(I)与平面底盘(C)相比,在降低渗漏等并发症发生率(O)方面的效果如何?	6.58
	22. 造口周围皮肤有凹陷时(P),使用防漏膏/条或防漏贴环(I),与不使用防漏膏/条或防漏贴环相比(C),是否可以降低渗漏的发生率(O)?	6.50
	23. 排泄物稀薄的造口患者(P),选择开口袋(I)与选择闭口袋(C)相比,在延长造口袋与底盘使用时间(O)方面的效果如何?	6.33
	24. 在成人肠造口患者(P)中,使用造口护肤粉和皮肤保护膜(I)与不使用造口护肤粉和皮肤保护膜(C)相比,在保护造口周围皮肤(O)方面的效果如何?	6.33

续表

主题	临床问题	重要性分数/分
(二)造口护理用品的选择	25. 有视力障碍的成人肠造口患者(P),在选择透明造口袋(I)和不透明造口袋(C)方面,偏好(O)是什么?	6.17
	26. 手部灵活性较差的成人肠造口患者(P),在选择预开口或可塑造口底盘(I)和普通造口底盘(C)方面,偏好(O)是什么?	6.33
	27. 肠造口术后恢复期的患者(P),在选择透明造口袋(I)和不透明造口袋(C)方面,偏好(O)是什么?	6.58
(三)造口护理过程	28. 在成人肠造口患者(P)中,选择使用生理盐水或温水清洗造口周围皮肤(I)与使用含乙醇、有色的消毒液(C)相比,在皮肤清洁(O)方面的效果如何?	6.25
	29. 在成人肠造口患者(P)中,选择使用生理盐水或温水清洗造口周围皮肤(I)与使用含乙醇、有色的消毒液(C)相比,在降低造口周围皮肤损伤发生率(O)方面的效果如何?	6.83
	30. 在成人肠造口患者(P)中,使用柔软的纸巾等蘸干造口周围皮肤(I)与用力擦拭(C)相比,在降低造口周围皮肤损伤发生率(O)方面的效果如何?	6.58
	31. 在成人肠造口患者揭除造口底盘时(P),用一只手按住皮肤,另一只手由上而下轻柔揭除(I),与不按住皮肤直接揭除(C)相比,在减少造口周围皮肤损伤发生率等(O)方面的效果如何?	6.67

续表

主题	临床问题	重要性分数/分
(三)造口护理过程	32. 在成人肠造口患者揭除造口底盘时(P),使用黏胶剥离剂(I)与不使用黏胶剥离剂(C)相比,在减少造口周围皮肤损伤发生率等(O)方面的效果如何?	6.75
	33. 在成人肠造口患者(P)中,采用专用造口测量尺测量的方法(I)与不用造口测量尺而进行目测的方法(C)相比,在降低造口底盘渗漏发生率、造口周围皮肤损伤发生率等(O)方面的效果如何?	6.58
	34. 在成人肠造口患者(P)中,按测量底盘的直径大于造口根部1～2mm裁剪造口底盘(I)与按测量数值裁剪(C)相比,在降低造口狭窄发生率等(O)方面的效果如何?	6.42
	35. 在成人肠造口患者更换造口袋时(P),选择清晨空腹的时间(I)与其他时间(C)相比,在减少更换过程中渗漏发生及造口周围皮肤刺激(O)方面的效果如何?	7.00
	36. 在成人肠造口患者更换造口袋时(P),选择坐位或半坐位(I)与卧位(C)相比,是否更有利于造口的清洗与造口袋的牢固粘贴(O)?	6.58
	37. 在成人肠造口患者粘贴造口袋时(P),按照对准造口由下而上粘贴,再轻轻加压(I),与直接粘贴(C)相比,在增加造口袋粘贴牢固性和延长造口袋使用时间(O)方面的效果如何?	6.75

续表

主题	临床问题	重要性分数 / 分
（三）造口护理过程	38. 在成人肠造口患者中（P），每 3～5 天更换一次造口底盘（I）与超过 7 天更换（C），在降低渗漏发生率（O）方面效果如何？	6.92
	39. 成人肠造口患者（P）中，造口袋内排泄物 1/3～1/2 满时及时排放（I）与造口袋过度胀满没有及时排放（C）相比，在延长造口袋使用时间和降低渗漏发生率（O）方面效果如何？	6.75
	40. 成人肠造口患者（P）中，造口底盘发白或卷边时及时更换（I）是否比造口底盘发生渗漏或脱落时更换（C），造口渗漏发生率和造口周围皮肤损伤发生率等（O）低？	6.50
	41. 成人肠造口患者（P）中，造口袋佩戴完成后用手按 5～10 分钟（I）是否比不按压（C）的非计划性换袋率（O）低？	6.58
（四）患者出院准备度	42. 在成人肠造口患者（P）中，进行出院计划干预（I）与常规术后护理与指导（C）相比，在提高患者出院准备度（O）方面的效果如何？	6.83
肠造口康复期护理		
康复期护理	43. 在成人肠造口患者（P）康复期，提供的健康指导，造口专科护士（I）与其他护理人员（C）相比，在改善患者生活质量、心理状况及造口护理能力（O）方面的效果如何	6.50
	44. 在成人肠造口患者康复期（P），给予性生活指导（提前排空造口袋、检查造口袋密封性）（I）与不进行性生活指导（C）相比，在提高患者性生活质量（O）方面的效果如何	6.33

续表

主题	临床问题	重要性分数/分
康复期护理	45. 在成人肠造口患者康复期（P），心理干预（如正念疗法）（I）与常规干预或日常护理（C）相比，对减轻患者焦虑、抑郁及病耻感等负面情绪（O）的效果如何？	6.17
	46. 在成人肠造口患者康复期（P），开展早期功能锻炼（提肛训练、生物反馈治疗）（I）与常规干预（O）相比，对改善患者盆底功能和肛门功能（O）的效果如何	6.75
	47. 在成人肠造口患者康复期（P），使用网络平台随访（I）与电话随访（C）相比，在改善患者生活质量、心理状况及造口护理能力（O）方面的效果如何？	6.67
	48. 成人结肠造口患者（P）中，应用结肠灌洗法（I）与自然排便法（C）相比，在改善生活质量、减少并发症及提升自我护理能力（O）方面是否有优势？	6.25
	49. 在选择结肠灌洗溶液为温水（I）还是聚乙二醇电解质溶液（C）方面，成人结肠造口患者（P）的首选（O）是什么？	6.25
肠造口并发症防治		
（一）造口旁疝	50. 成人肠造口肥胖患者（P）术前减重，维持 BMI<30kg/m^2（I）与 BMI≥35kg/m^2（C）相比，在预防造口旁疝（O）方面的效果如何？	6.92
	51. 成人肠造口肥胖患者（P）术后体重，维持 BMI 在 20～<25kg/m^2（I）与 BMI≥25kg/m^2（C）相比，在预防造口旁疝（O）方面的效果如何？	6.92

续表

主题	临床问题	重要性分数/分
(一)造口旁疝	52. 成人肠造口患者(P),造口位于腹直肌内上(I)与造口位于腹直肌外(C)相比,在预防造口旁疝(O)方面的效果如何?	6.92
	53. 成人肠造口吸烟患者(P),术前戒烟(I)与不戒烟者(C)相比,造口旁疝发生率(O)有无差异?	6.92
	54. 成人肠造口合并糖尿病者(P),术后血糖控制良好(I)与血糖控制不良(C)相比,在造口旁疝发生率(O)方面的效果如何?	6.50
	55. 成人肠造口非梗阻患者(P),术前 12 小时使用复方聚乙二醇(I)与不使用复方聚乙二醇(C)相比,在造口旁疝发生率(O)方面的效果如何?	5.92
	56. 成人肠造口患者(P),术后进行腹肌锻炼者(I)与不进行锻炼者(C)相比,在预防造口旁疝(O)方面的效果如何?	6.67
	57. 成人肠造口患者(P),术后佩戴腹带(I)与不佩戴腹带(C)相比,在预防造口旁疝(O)方面的效果如何?	6.75
	58. 成人肠造口患者(P),术后佩戴有孔腹带(I)与佩戴无孔腹带(C)相比,在预防造口旁疝伴脱垂发生率(O)方面的效果如何?	6.83
(二)造口坏死	59. 成人肠造口坏死患者(P),早期探查(手电筒/玻璃视管/肠镜)(I)与不探查(C)相比,在坏死进展(O)方面的效果如何?	6.75

续表

主题	临床问题	重要性分数/分
（二）造口坏死	60. 成人肠造口患者（P）中，合并肥胖/低血容量/血栓形成/缝合线紧张/肠管张力过大者（I）是否比正常者（C）发生造口坏死的风险（O）高？	6.83
	61. 成人肠造口肥胖患者（P），在上腹部进行造口（I）与非上腹部（C）相比，在预防造口坏死（O）方面的效果如何？	6.25
	62. 成人肠造口缺血坏死患者（P），术后撒护肤粉（I）与不撒护肤粉（C）相比，在坏死黏膜脱落时间（O）方面的效果如何？	6.83
（三）造口皮肤黏膜分离	63. 成人肠造口患者（P）中，缝合线紧张/愈合潜能差者（I）是否比正常者（C）发生皮肤黏膜分离的风险（O）高？	6.92
	64. 轻度成人肠造口皮肤黏膜分离患者（P），使用新型敷料如造口护肤粉、藻酸盐敷料或亲水性纤维敷料（I）与不使用新型敷料（C）相比，在治疗肠造口皮肤黏膜分离（O）方面的效果如何？	6.67
	65. 不同程度（深层/浅层、部分/完全）皮肤黏膜分离的患者（P），选择手术治疗（I）与非手术治疗（C）相比，在治疗肠造口皮肤黏膜分离（O）方面的效果如何？	6.33
	66. 成人肠造口皮肤黏膜完全分离患者（P），使用凸面底盘（I）与不使用凸面底盘（C）相比，在肠造口回缩发生率（O）方面的效果如何？	7.00

续表

主题	临床问题	重要性分数/分
（三）造口皮肤黏膜分离	67. 成人肠造口皮肤黏膜分离患者（P），使用水胶体敷料/泡沫敷料（I）与不使用水胶体敷料/泡沫敷料（C）相比，在造口底盘使用时间（O）方面的效果如何？	6.83
（四）造口回缩	68. 成人肠造口患者（P）中，BMI 高/腹壁增厚/造口黏膜分离者（I）是否比正常者（C）发生造口回缩的风险（O）高？	6.83
	69. 肿瘤发生腹腔种植转移的造口患者（P），使用凸面底盘（I）是否比不使用凸面底盘（I）发生造口回缩的风险（O）高？	6.25
	70. 成人肠造口患者（P），术后使用凸面造口袋系统（I）与平面造口袋系统（C）相比，在治疗造口回缩（O）方面的效果如何？	6.67
	71. 成人肠造口回缩患者（P），凸面底盘配合使用腰带（I）与不使用腰带（C）相比，在预防造口狭窄（O）方面的效果如何？	6.42
	72. 成人肠造口患者中，袢式造口近端黏膜高度与皮肤相平者（P），使用凸面底盘（I）与不使用凸面底盘（C）相比，在造口袋渗漏（O）方面效果如何？	6.83
（五）造口狭窄	73. 成人肠造口患者（P），术后使用大便软化剂（I）与不使用大便软化剂（C）相比，在治疗造口狭窄（O）方面的效果如何？	6.25
	74. 成人肠造口狭窄患者（P），进行临时扩肛（I）与不扩肛（C）相比，在治疗造口狭窄（O）方面的效果如何？	6.75

续表

主题	临床问题	重要性分数 / 分
（五）造口狭窄	75. 成人肠造口狭窄患者（P），进行临时扩肛（I）与长期扩肛（C）相比，在治疗造口狭窄（O）方面的效果如何？	6.67
	76. 成人单腔 / 袢式、回肠 / 结肠造口狭窄患者（P），进行扩肛（I）与不扩肛（C）相比，在预防造口排便困难（O）方面的效果如何？	6.58
（六）造口脱垂	77. 成人肠造口患者（P），佩戴腹带（I）与不佩戴造口腹带（C）相比，在治疗造口脱垂（O）方面的效果如何？	6.92
	78. 成人肠造口脱垂患者（P），使用一件式造口袋（I）与两件式造口袋（C）相比，在治疗造口肠管脱出（O）方面的效果如何？	6.58
	79. 成人肠造口脱垂患者（P），更换造口底盘时造口回纳（I）与不能回纳（C）相比，在造口底盘粘贴（O）方面的效果如何？	6.75
	80. 成人肠造口脱垂伴肠管水肿患者（P），使用高渗液体（50% 硫酸镁、3% 氯化钠等）湿敷（I）与不使用高渗液体湿敷（C）相比，脱出肠管回纳（O）方面的效果如何？	6.83
	81. 成人肠造口脱垂患者（P），造口复位时采取平卧位（I）与半卧位（O）相比，在治疗造口肠管脱出（O）方面的效果如何？	6.75
	82. 成人肠造口脱垂患者（P），造口复位采取平卧位双腿弯曲（I）与平卧位双腿不弯曲（C）相比，在治疗造口肠管脱出（O）方面的效果如何？	6.67

续表

主题	临床问题	重要性分数/分
（六）造口脱垂	83．成人肠造口脱垂患者（P），使用手术治疗（I）与非手术治疗（C）相比，在治疗肠造口脱垂（O）方面的效果如何？	6.92
（七）造口旁瘘	84．成人肠造口患者（P）选择何种造口袋，在防治造口旁瘘（O）方面的效果更好？	6.67
	85．成人肠造口旁瘘患者（P），使用手术治疗（I）与非手术治疗（C）相比，在治疗肠造口旁瘘（O）方面的效果如何？	6.50
（八）造口周围潮湿相关性皮肤损伤	86．成人肠造口患者（P），造口周围皮肤暴露在大便或尿液中（I）与不暴露在大便或尿液中（C）相比，造口周围潮湿相关性皮肤损伤的发生率（O）方面有何不同？	6.42
	87．成人肠造口周围潮湿相关性皮肤损伤患者（P），使用造口护肤粉和皮肤保护膜（I）与不使用造口护肤粉和皮肤保护膜（C）相比，治疗造口周围潮湿相关性皮肤损伤（O）方面的效果如何？	6.42
	88．成人肠造口黏膜高度小于 5mm 的患者（P），使用凸面底盘＋腰带（I）与不使用凸面底盘＋腰带（C）相比，造口周围潮湿相关性皮肤损伤的发生率（O）方面有何不同？	6.33
	89．成人肠造口患者（P），使用造口周围身体形态评估工具（I）与不使用造口周围身体形态评估工具（C）相比，造口周围潮湿相关性皮肤损伤的发生率（O）方面有何不同？	6.75

续表

主题	临床问题	重要性分数 / 分
（九）造口周围变应性接触性皮炎	90. 成人肠造口周围变应性接触性皮炎患者（P），进行斑贴试验（I）与不进行斑贴试验（C）相比，在预防造口周围变应性接触性皮炎（O）方面的效果如何？	6.67
	91. 成人肠造口周围变应性接触性皮炎患者（P），使用皮质类固醇软膏（I）与不使用皮质类固醇软膏（C）相比，在治疗造口周围变应性接触性皮炎（O）方面的效果如何？	6.92
	92. 成人肠造口周围变应性接触性皮炎患者（P），更换造口护理用品品牌（I）与不更换造口护理用品品牌（C）相比，在改善造口周围变应性接触性皮炎（O）方面的效果如何？	6.92
（十）造口周围真菌 / 念珠菌感染	93. 成人肠造口周围真菌 / 念珠菌感染患者（P），使用局部抗真菌药物治疗（I）与不进行抗真菌治疗（C）相比，在治疗造口周围真菌 / 念珠菌感染（O）方面的效果如何？	6.50
	94. 成人肠造口周围真菌 / 念珠菌感染患者（P），更换造口袋减少渗漏（I）与延长造口袋使用时间（C）相比，在治疗造口周围真菌 / 念珠菌感染（O）方面的效果如何？	6.50
	95. 成人肠造口周围真菌 / 念珠菌感染患者（P），请皮肤科会诊（I）与不请皮肤科会诊（C）相比，在治疗造口周围真菌 / 念珠菌感染（O）方面的效果如何？	6.83

续表

主题	临床问题	重要性分数/分
(十一)造口周围机械性皮肤损伤：医用黏胶相关皮肤损伤(MARSI)	96. 成人肠造口周围机械性皮肤损伤患者(P)，使用没有胶带边框的造口袋系统(I)与使用有胶带边框的造口袋系统(C)相比，在治疗造口周围机械性皮肤损伤(O)方面的效果如何？	6.75
	97. 成人肠造口周围机械性皮肤损伤患者(P)，使用皮肤保护膜(I)与不使用皮肤保护膜(C)相比，在治疗造口周围机械性皮肤损伤(O)方面的效果如何？	6.75
	98. 成人肠造口周围机械性皮肤损伤患者(P)，使用造口护肤粉或吸收性敷料(I)与不使用造口护肤粉或吸收性敷料(C)相比，在治疗造口周围机械性皮肤损伤(O)方面的效果如何？	6.75
	99. 成人肠造口患者(P)，使用皮肤剥离剂(I)与不使用皮肤剥离剂(C)相比，在预防造口周围机械性皮肤损伤(O)方面的效果如何？	6.75
(十二)造口周围机械性皮肤损伤：医疗器械相关压力性损伤(MDRPI)	100. 成人肠造口周围机械性皮肤损伤患者(P)，使用吸水产品，如用造口护肤粉、藻酸盐敷料和聚氨酯泡沫(I)与不使用此类产品(C)相比，在治疗造口周围机械性皮肤损伤(O)方面的效果如何？	6.83
	101. 成人肠造口周围机械性皮肤损伤患者(P)，增加更换造口袋的频率(I)与不增加更换造口袋的频率(C)相比，在治疗造口周围机械性皮肤损伤(O)方面的效果如何？	6.42

续表

主题	临床问题	重要性分数/分
(十二)造口周围机械性皮肤损伤：医疗器械相关压力性损伤(MDRPI)	102. 成人肠造口患者(P),使用腰带(I)与不使用腰带(C)相比,在造口周围机械性皮肤损伤发生率(O)方面的效果如何?	6.33
	103. 成人肠造口患者(P),使用不同腰带的松紧度(I)在造口周围机械性皮肤损伤发生率(O)方面的效果如何?	6.33
(十三)造口周围毛囊炎	104. 成人肠造口周围毛囊炎患者(P),使用皮肤剥离剂(I)与不使用皮肤剥离剂(C)相比,在预防肠造口周围毛囊炎(O)方面的效果如何?	6.83
	105. 成人肠造口周围毛囊炎患者(P),使用抗菌皮肤清洁剂(I)与不使用抗菌皮肤清洁剂(C)相比,在治疗肠造口周围毛囊炎(O)方面的效果如何?	6.58
	106. 反复出现造口周围毛囊炎的患者(P),进行永久性脱毛(I)与不进行永久性脱毛(C)相比,在治疗肠造口周围毛囊炎(O)方面的效果如何?	6.33
	107. 成人肠造口周围毛囊炎患者(P),使用含碘消毒剂(I)与不使用含碘消毒剂(C)相比,在治疗肠造口周围毛囊炎(O)方面的效果如何?	6.33
	108. 成人肠造口周围毛囊炎患者(P),使用莫匹罗星(I)与不使用莫匹罗星(C)相比,在治疗肠造口周围毛囊炎(O)方面的效果如何?	6.42

续表

主题	临床问题	重要性分数/分
（十三）造口周围毛囊炎	109. 成人肠造口周围毛囊炎患者（P），使用含碘消毒剂（I）与使用莫匹罗星（C）相比，在治疗肠造口周围毛囊炎（O）方面的效果如何？	6.25
（十四）造口周围坏疽性脓皮病	110. 成人肠造口周围坏疽性脓皮病患者（P），及时清除造口周围皮肤上多余的水分（I）与不及时清除造口周围皮肤上多余的水分（C）相比，在治疗肠造口周围坏疽性脓皮病（O）方面的效果如何？	6.58
	111. 成人肠造口周围坏疽性脓皮病患者（P），使用藻酸盐或亲水纤维等吸收性敷料填充伤口（I）与不使用藻酸盐或亲水纤维等吸收性敷料填充伤口（C）相比，在治疗肠造口周围坏疽性脓皮病（O）方面的效果如何？	6.42
	112. 轻度成人肠造口周围坏疽性脓皮病患者（P），局部应用他克莫司治疗（I）与不应用他克莫司治疗（C）相比，在促进伤口愈合（O）方面的效果如何？	6.33
	113. 成人肠造口周围坏疽性脓皮病患者（P），纱布暴露疗法（I）与湿性愈合方法（C）相比，在治疗肠造口周围坏疽性脓皮病（O）方面的效果如何？	6.50
	114. 成人肠造口周围坏疽性脓皮病肉芽组织水肿患者（P），机械性清创（I）与不清创（C）相比，在治疗肠造口周围坏疽性脓皮病（O）方面的效果如何？	6.58

续表

主题	临床问题	重要性分数/分
（十五）造口假疣样增生	115. 成人肠造口假疣样增生患者（P），使用硝酸银（I）与不使用硝酸银（C）相比，在治疗造口假疣样增生（O）方面的效果如何？	6.58
	116. 成人肠造口假疣样增生患者（P），及时清除造口周围皮肤上多余的水分（I）与不及时清除造口周围皮肤上多余的水分（C）相比，在治疗肠造口假疣样增生（O）方面的效果如何？	6.33
（十六）造口周围静脉曲张	117. 成人肠造口患者（P）中，食管静脉曲张、脾大、肝大、胆红素升高、血清白蛋白下降和血小板计数下降者（I）是否比正常者（C）发生造口周围静脉曲张的风险（O）高？	6.58
	118. 成人肠造口周围静脉曲张患者（P），急性出血时使用烧灼/止血或凝血泡沫（I）与不使用烧灼/止血或凝血泡沫（C）相比，在治疗肠造口周围静脉曲张急性出血（O）方面的效果如何？	6.50
	119. 成人肠造口周围静脉曲张患者（P），居家护理中急性出血时按压（I）与不按压（C）相比，在治疗肠造口周围静脉曲张急性出血（O）方面的效果如何？	6.50
	120. 成人肠造口周围静脉曲张患者（P），居家进行体育活动（I）与不进行体育活动（C）相比，在预防肠造口周围静脉曲张急性出血（O）方面的效果如何？	6.42
（十七）造口缝线肉芽肿	121. 成人肠造口缝线肉芽肿患者（P），使用硝酸银（I）与不使用硝酸银（C）相比，在治疗肠造口缝线肉芽肿（O）方面的效果如何？	6.75

续表

主题	临床问题	重要性分数 / 分
(十七)造口缝线肉芽肿	122. 成人肠造口缝线肉芽肿患者(P),使用造口护肤粉(I)与不使用造口护肤粉(C)相比,在治疗肠造口缝线肉芽肿(O)方面的效果如何?	6.33
	123. 成人肠造口缝线肉芽肿患者(P),拆除可吸收缝线(I)与不拆除可吸收缝线(C)相比,在治疗肠造口缝线肉芽肿(O)方面的效果如何?	6.75

二、证据检索

针对每个临床问题,依次检索相关的指南、系统评价和原始研究。如果存在近2年、高质量的系统评价,则直接引用该系统评价的结论,如果没有则进行系统评价的更新或制作。

1. 检索时限　从建库至2023年12月。

2. 检索资源　通过计算机检索中英文数据库以及专业学会或协会网站,并检索追溯部分证据中相关的参考文献。

中文检索资源主要包括以下3类:①中国临床指南文库(China Guideline Clearinghouse,CGC);②专业学会或协会网站,包括中华护理学会、北京护理学会等;③CNKI、万方、维普等中文数据库。

英文检索资源主要包括以下3类:①英国国家卫生医疗质量标准署(National Institute for Health and Clinical Excellence,NICE)、国际指南协作网(Guidelines International Network,GIN)、美国指南网(National Guideline Clearinghouse,NGC)、苏格兰校际指南网(Scottish Intercollegiate Guidelines Network,

SIGN)、新西兰指南工作组(New Zealand Guidelines Group, NZGG)、安大略注册护士协会(Registered Nurses Association of Ontario, RNAO)、JBI Library; ②国际专业学会或协会网站,如世界卫生组织(World Health Organization, WHO)、美国伤口造口失禁护士协会(Wound, Ostomy, and Continence Nurses Society, WOCN)、世界造口治疗师协会(World Council of Enterostomal Therapists, WCET)、美国造口协会联盟(United Ostomy Association, UOAA)、美国结直肠外科医师协会(American Society of Colon & Rectal Surgeons, ASCRS)等相关专业网站; ③PubMed、CINAHL、EMBASE等。

3. 检索策略　针对纳入的临床问题制订检索策略。

(1) 检索中文指南

1) 指南网的检索词:"造口术"OR"肠造口术"OR"盲肠造口术"OR"结肠造口术"OR"回肠造口术"OR"空肠造口术"OR"造口"OR"肠造口"OR"造瘘"OR"肠造瘘"OR"人工肛"。

2) 数据库的检索式:("造口术"OR"肠造口术"OR"盲肠造口术"OR"结肠造口术"OR"回肠造口术"OR"空肠造口术"OR"造口"OR"肠造口"OR"造瘘"OR"肠造瘘"OR"人工肛")AND("指南"OR"证据总结"OR"证据汇总"OR"最佳实践"OR"推荐实践"OR"专家共识"OR"循证护理"OR"循证医学")。

(2) 检索英文指南

1) 指南网中的检索词:"ostomy"OR"enterostomy"OR"cecostomy"OR"colostomy"OR"ileostomy"OR"jejunostomy"OR"stoma"OR"fistula"。

2) 数据库的检索式:("ostomy"OR"enterostomy"OR"cecostomy"OR"colostomy"OR"ileostomy"OR"jejunostomy"

OR“stoma”OR“fistula”)AND(“guideline*”OR“guidance*”OR“evidence summary”OR“best practice”OR“recommend practice”OR“expert consensus”)。

(3)系统评价的中文检索

1)主题词检索:“肠造口术”。

2)自由词检索:(“造口术”OR“盲肠造口术”OR“结肠造口术”OR“回肠造口术”OR“空肠造口术”OR“造口”OR“肠造口”OR“造瘘”OR“肠造瘘”OR“人工肛”)AND(“系统评价”OR“Meta分析”OR“荟萃分析”OR“元分析”)。

(4)系统评价的英文检索

1)主题词检索:“enterostomy”。

2)自由词检索:(“ostomy”OR“cecostomy”OR“colostomy”OR“ileostomy”OR“jejunostomy”OR“stoma”OR“fistula”)AND(“systematic review”OR“meta-anal*”)。

三、证据汇总

1. 证据的筛选　事先制订文献的纳入和排除标准。通过阅读文献题目及摘要进行初筛,然后阅读全文,根据文献内容以及纳入排除标准的要求进行筛选。

(1)纳入标准:①研究内容与肠造口护理有关;②文献语言为中文或英文;③研究类型包括指南、系统评价、随机对照试验研究、队列研究、类实验研究、病例对照研究、回顾性研究、案例系列研究、横断面研究等。

(2)排除标准:①非系统性文献综述、叙事论文、意见、评论和描述性论文;②会议摘要或其他短篇文章,其详细程度不足以评估研究方法;③重复的研究报告;④在非人类受试者中进行的计算机建模和其他研究;⑤已被更新的指南或系统评价及指南的翻译版本。

2. 纳入指南和系统评价的一般情况　最终纳入 7 篇指南、15 篇系统评价以及 69 篇原始研究，文献筛选流程图见图 6-2-1、图 6-2-2 和图 6-2-3，纳入指南的基本特征见表 6-2-2，纳入系统评价的基本特征见表 6-2-3。本指南中，除纳入经过质量评价的参考文献作为证据支持外，在章节的概述部分也纳入了部分参考文献。

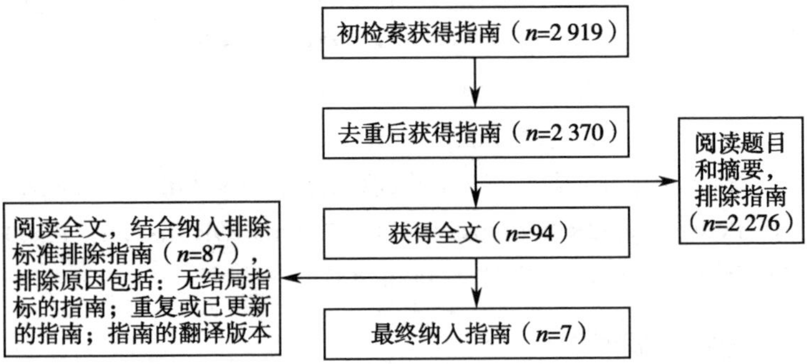

图 6-2-1　指南纳入流程图

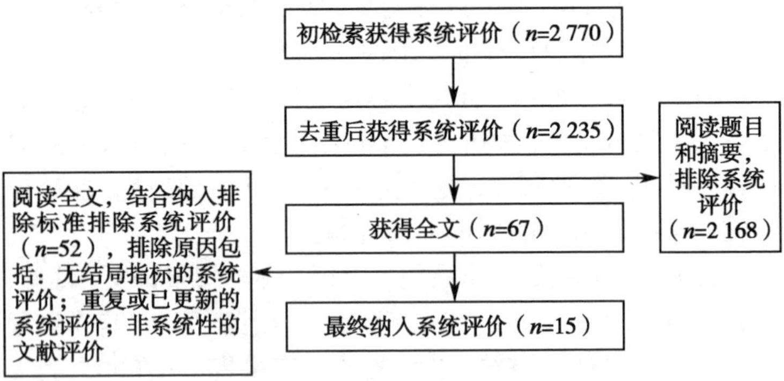

图 6-2-2　系统评价纳入流程图

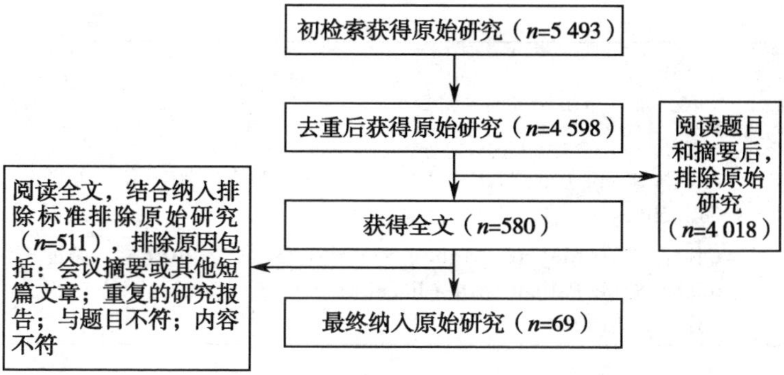

图 6-2-3 原始研究纳入流程图

表 6-2-2 纳入指南的基本特征(n=7)

序号	指南名称	制定机构 / 组织	发布 / 更新时间	开发方法
1	Supporting Adults Who Anticipate or Live with an Ostomy	RNAO	2019 年	循证
2	The American Society of Colon and Rectal Surgeons Clinical Practice Guidelines for Ostomy Surgery	ASCRS	2022 年	循证
3	Enhanced Recovery After Surgery: Best Practice Guideline for the Care of Patients with a Fecal Diversion	WOCN	2017 年	循证 + 共识
4	Italian Guidelines for the Surgical Management of Enteral Stomas in Adults	MISSTO	2019 年	循证 + 共识
5	World Council of Enterostomal Therapists® International Ostomy Guideline: 2nd Edition	WCET	2020 年	证据总结

续表

序号	指南名称	制定机构/组织	发布/更新时间	开发方法
6	ASCN Stoma Care National Clinical Guidelines	ASCN	2019年	循证+共识
7	Clinical Guideline: Management of the Adult Patient with a Fecal or Urinary Ostomy	WOCN	2017年	循证+共识

表 6-2-3 纳入系统评价的基本特征(*n*=15)

序号	作者	年代/年	系统评价题目	纳入研究类型
1	FARAHANI等	2022	The Prevalence of Anxiety and Depression in Patients with Ostomy: A Systematic Review and Meta-analysis	观察性研究和实验性研究
2	范婧慧等	2016	临床护理路径对大肠癌肠造口患者围术期影响的Meta分析	随机对照试验
3	FAURY等	2017	Patient Education Interventions for Colorectal Cancer Patients with Stoma: a Systematic Review	随机对照试验、前后对照研究、队列研究
4	NIZUM等	2022	Systematic Review of Ostomy Care Pathways	非随机对照试验为主
5	魏彩芳等	2016	护理干预对肠造口患者生活质量影响的Meta分析	随机对照试验
6	耿晨等	2020	"互联网+"延续性护理在肠造口患者中应用效果的Meta分析	随机对照试验和类实验研究

续表

序号	作者	年代/年	系统评价题目	纳入研究类型
7	冷雅楠等	2019	永久性结肠造口患者同伴教育效果的Meta分析	随机对照试验和半随机对照试验
8	VISSER等	2014	Pelvic Floor Rehabilitation to Improve Functional Outcome After a Low Anterior Resection: a Systematic Review	队列研究和病例对照研究
9	HARDT等	2019	Lateral Pararectal Versus Transrectal Stoma Placement for Prevention of Parastomal Herniation	随机对照试验和队列研究
10	GÜENAGA等	2007	Ileostomy or Colostomy for Temporary Decompression of Colorectal Anastomosis	随机对照试验
11	RONDELLI等	2009	Loop Ileostomy Versus Loop Colostomy for Fecal Diversion After Colorectal or Coloanal Anastomosis: a Meta-Analysis	随机对照试验
12	CHEN等	2013	Meta-analysis of Temporary Ileostomy Versus Colostomy for Colorectal Anastomoses	随机对照试验和非随机对照试验
13	GENG等	2015	Meta-Analysis of Elective Surgical Complications Related to Defunctioning Loop Ileostomy Compared with Loop Colostomy After Low Anterior Resection for Rectal Carcinoma	随机对照试验和非随机对照试验

续表

序号	作者	年代/年	系统评价题目	纳入研究类型
14	Hsu 等	2020	Preoperative Stoma Site Marking Decreases Stoma and Peristomal Complications: a Meta-analysis	类实验研究、回顾性描述性研究、前瞻性描述性研究
15	RAMBHIA 等	2018	Updates in therapeutics for folliculitis decalvans: a systematic review with evidence-based analysis	回顾性病例报告

3. 资料提取　预先设计资料提取表，由系统评价小组按照资料提取表的要求提取纳入文献的相关内容，从指南中共纳入了 81 条证据，见表 6-2-4。系统评价中提取的资料详见表 6-2-5。

表 6-2-4　纳入指南中提取的证据资料

项目	证据描述	证据来源
肠造口术前护理：术前评估及护理	护士术前应评估：①既往史和生理状况，包括患者的年龄、性别、疾病诊断、既往史、手术方案、造口类型和持续时间，并解释造口术后可能发生的生活方式改变，如社会关系、心理准备、身体状况、认知状况、居住环境和生活条件；患者的特殊身体状况，如视力或听力受损；腹部评估。②生活质量，包括心理困扰、身体形象和性生活困扰。③文化背景和精神状况等。	RNAO，WCET

续表

项目	证据描述	证据来源
肠造口术前护理：术前评估及护理	卫生保健提供者应评估即将或已接受造口术的患者的生活质量。关注的重点领域应包括：心理困扰（焦虑和抑郁）和自我认同（性取向和身体形象）。	RNAO
	拟行肠造口的患者围手术期健康教育应由接受过培训的人员进行，如造口治疗师或伤口造口失禁专科护士。	RNAO，WCET，WOCN
	由专科护士（如 WOC 护士）对接受造口手术的患者进行术前教育。	WOCN
	择期拟行肠造口的患者应由伤口造口失禁专科护士等专业人员进行术前教育。	ASCRS
	患者及其照顾者应单独或集体接受术前教育。信息应以各种形式提供，包括但不限于口头、书面和数字格式。	WOCN
	对患者及照顾者进行术前宣教，可提高患者术后生活质量，改善造口管理，缩短平均住院时间。	MISSTO
	在提供造口术前教育时应重点关注造口的自我护理和/或照顾者的协助。	WOCN
	术前教育至少应包括以下内容： (1) 胃肠道/泌尿生殖系统（GI/GU）的基本解剖学和生理学。 (2) 手术流程和造口类型、位置和功能期望。 (3) 心理准备和生活方式的调整。 (4) 造口护理用品的选择。 (5) 演示如何清空和更换造口袋。患者或照顾者应做一次清空造口袋的演示，应鼓励患者手术前在家练习佩戴和清空造口袋，并进行造口袋的更换。	WOCN

续表

项目	证据描述	证据来源
肠造口术前护理：术前评估及护理	(6) 术后期望与造口的自我管理有关。 (7) 可能的并发症如脱水、小肠梗阻、造口及造口周围皮肤健康、造口旁疝的形成与发展以及造口袋更换频次。 (8) 提供造口同伴的信息。	
	造口术前教育内容包括，介绍胃肠道和/或泌尿系统的解剖和生理学，描述计划的手术程序，简要概述生活方式的改变，造口袋系统介绍，同时应注重患者的心理准备。	WOCN
	术前对患者/照顾者的教育应包括对手术过程的解释、术后造口/造口周围皮肤的自我护理或关闭造口的通常预期。	WCET
	伤口造口失禁专科护士在整体造口护理中应进行术前造口定位并提供围手术期教育和咨询。术前教育和咨询包括以下内容：手术过程的描述和造口的图片、术前干预措施的解释（如造口定位）、造口护理的指导与实践示范、回顾造口术用品需求、描述预期术后的院内干预措施、解释如何处理常见并发症、描述造口对日常生活的影响（如性生活）及回顾饮食和水分需求的变化。	RNAO
	无论是择期手术还是急诊手术，术前造口定位均可促进患者自我护理，减少造口并发症，提高术后生活质量。	MISSTO
	造口定位应由接受过程序培训的造口治疗师、外科医生或卫生保健专业人员完成。	WOCN

续表

项目	证据描述	证据来源
肠造口术前护理：术前评估及护理	确保术前造口定位由训练有素的临床医生进行，以提高患者在造口护理中的独立性，促进日常生活及正常活动的恢复，减少术后并发症。	WOCN
	同意造口的患者（潜在的或确定的）将由具有一定操作能力的注册护士进行正确的造口定位。	ASCN
	在可能的情况下，术前应由经过培训的医务人员标记合适的潜在造口部位。	ASCRS
	对于择期和非择期（如果可能）手术，应在术前由熟练的造口治疗师/造口护士/临床医生进行造口定位。	WCET
	为选择和标记最佳的造口部位，须评估和考虑以下因素：①造口位置，应位于腹直肌内。②腹部轮廓，判断腹部是否突出或下垂，是否有皮肤皱褶、折痕或瘢痕等。③是否存在疝。④体形，确定患者是否肥胖或极度消瘦。⑤身体功能状态，确定是否存在关节挛缩、姿势或行动问题、医疗设备的使用（如支具、假体、轮椅等），是否视力受限或手部灵活性受限。⑥视野，评估患者对造口位置的观察能力。⑦生活方式，确定患者日常的腰带线和服装类型、职业、运动、爱好等。	WOCN
	造口部位的标记应考虑患者的身体特征、生活方式及其他文化影响。	WCET
	造口位置应在腹直肌内，远离腹部瘢痕、折痕、皮肤皱褶或腰带线。	WCET

续表

项目	证据描述	证据来源
肠造口术前护理：术前评估及护理	造口定位必须了解造口手术的类型，以便选择正确的腹部象限进行标记。在可能的情况下，以卧位、坐位、立位和体前屈位检查患者，确定造口的最佳位置。在不同体位下评估腹部情况十分重要。	WOCN
肠造口术后护理：术后评估及护理	使用经过验证的造口周围皮肤评估工具与患者及其照顾者沟通造口周围皮肤状态。另外，护士可以借助工具识别常见的造口周围皮肤并发症，使用标准术语定义此类并发症。	WCET
	定期评估患者的造口及造口周围皮肤，维持造口周围皮肤健康；对于造口装置，能够评估、预测其密封性的时限。	WOCN
	尽可能将造口突出于皮肤表面。理想的造口高度应至少高于皮肤表面 2cm，以帮助减少造口周围渗漏的发生。	WOCN
	回肠造口患者应充分咀嚼食物，慢慢进食，避免高纤维食物，以降低梗阻的风险。	WOCN，WCET，RNAO
	在提供有关共同参与护理的指导时，对个人 / 家庭进行全面评估至关重要。护理的规划和执行应考虑个人、社会、经济和医疗系统因素。	WCET
	患者、照顾者和造口治疗师 / 造口专科护士 / 临床医生需要实施预防和护理管理计划，为患者解决可能或实际出现的造口和造口周围皮肤并发症，以及造口回纳后可能出现的问题。	WCET

续表

项目	证据描述	证据来源
肠造口术后护理：术后评估及护理	应鼓励照顾者和护理人员参与患者造口的护理和管理。	WOCN
	术前阶段提供给患者及其照顾者的信息应在术后进行强化；应鼓励患者术后第1天参与排空造口袋，并在术后第2天独立排空造口袋；应鼓励患者术后第2天参与更换造口袋，并全程参与术后第3天、第4天的造口袋的更换。患者在术后第3天、第4天应进行至少2次造口袋的更换；在出院前，应教会患者造口护理最基本的技能；应鼓励患者在术后当天观察、正视他们的造口。	WOCN
	选择造口袋系统时考虑以下因素：造口类型和位置、腹部轮廓、生活方式、个人喜好、视力和手的灵活性。	WOCN
	造口底盘和收集装置等用品应配有安全的密封装置，以保护造口和造口周围皮肤，同时可容纳排泄物。	WCET
	对于肠造口患者，建立一个密闭的造口袋系统有助于保护患者造口周围皮肤。造口袋系统应提供可预测的、可靠的佩戴时间。考虑使用长效的造口底盘，评估高排量回肠造口患者的佩戴时间，防止造口流出物侵蚀造口底盘造成造口周围皮肤损伤和造口袋系统渗漏。	WOCN
	对于高排量造口，应用高排量造口袋持续引流，并检查造口周围皮肤是否破损。	ASCN

续表

项目	证据描述	证据来源
肠造口术后护理：术后评估及护理	在造口袋佩戴时间达不到预期、造口周围皮肤有褶皱、造口回缩、造口开口在/低于皮肤水平、造口周围皮肤松弛等情况时考虑使用凸面底盘。	WOCN
	如果需要的话，可考虑使用造口附件产品，提高造口袋系统的密闭性，保护造口周围皮肤。	WOCN
	可使用填充剂、糊剂或密封剂填充皮肤褶皱处，以提高造口袋的牢固性。	ASCN
	对造口周围皮肤进行保护性隔离，如用造口护肤粉、水胶体敷料等。	WOCN
	应使用正确尺寸和类型的造口护理用品。造口底盘裁剪太小会损伤造口并可能导致造口水肿；太大会使周围皮肤受损。	WOCN
	造口袋系统应提供可预测的、可靠的佩戴时间，佩戴时间应至少为3天，建议不要超过7天。	WOCN
肠造口术后护理：患者出院准备度	对于肠造口患者，出院时应为其制订相应的出院计划，包括患者造口管理的独立性、出院后所需的造口护理用品和附件产品以及后续预约服务等。	WOCN
	可以安全出院的肠造口患者应掌握在家独立护理造口的知识和技能，不能独立护理的情况需要有支持系统，患者还需要详细了解遇到问题时如何联系他们的伤口造口失禁专科护士。出院计划应在择期手术的术前阶段或急诊入院的入院时开始，有助于减少焦虑及再入院率。	ASCN

续表

项目	证据描述	证据来源
肠造口术后护理：患者出院准备度	肠造口患者可以安全出院前应掌握在家独立护理造口的知识和技能，不能独立的情况下须有支持系统，患者还需要详细了解遇到问题时如何联系他们的伤口造口失禁专科护士。	ASCN
肠造口康复期护理	个人、家庭、造口专科护士 / 临床医生需要实施预防和管理计划，以解决潜在的或现存的造口和造口周围并发症、造口还纳的预期或并发症。始于术前并延续至出院后的健康教育旨在帮助造口患者提高生活质量和提高自我形象认同。	WCET
	伤口造口失禁专科护士提供持续的咨询和管理有助于造口患者改善心理健康水平，帮助他们恢复正常生活，且卫生服务组织应在造口患者出院后四周内安排家访和电话随访。为了倡导以人为中心的护理，建议卫生服务提供者评估造口患者的生活质量时应关注患者的心理困扰（焦虑和抑郁）以及自我认同（性行为和身体形象）。	RNAO
	术后随访 12 个月以促进患者有效应对造口；应将新接受肠造口术且生活质量严重或长期下降的患者推荐给适当的医疗服务提供者；向有新造口的患者提供社区造口团体、造口访视者和在线造口支持团体的信息。	WOCN

续表

项目	证据描述	证据来源
肠造口康复期护理	造口患者应得到推荐和需要的造口护理用品以及社区护理支持，造口专科护士至少在第2、4、6周随访；社区护士至少访视6次；访视频率应根据患者或照顾者需求决定。患者应得到以下帮助：当地社区护理团队推荐的造口护理教育和一般支持；定期评估患者的造口和造口周围皮肤，获得能够密封造口和维持造口周围皮肤健康的能力；可使患者适应造口的持续的信息及支持；随访以确保患者（或照顾者）在术后第2周可以独立更换造口袋。	WOCN
	远程电话咨询与提高服务满意度、提高造口患者自我护理的独立性、减少造口和造口周围皮肤并发症相关。	WCET
	利用标准化方法，通过造口门诊、家庭保健机构和/或电话随访，由造口护理专家为新造口的患者（出院后）提供持续的护理和支持。	WOCN
	伤口造口失禁专科护士提供持续的后续咨询和管理有助于帮助造口患者改善心理问题并恢复正常生活。	RNAO
	结肠灌洗是指将水灌入肠道以刺激排便的技术，从而调节排便时间。这是一种公认的治疗结肠造口患者便秘的安全方法，可减轻便秘症状、调节粪便排出量，实现粪便控制。	WCET

续表

项目	证据描述	证据来源
肠造口并发症防治：造口旁疝的防治	为患者进行危险因素评估可能会降低预期或生活中肠造口患者的造口旁疝发生率。	RNAO
	造口可以建在腹直肌旁或腹直肌上。由于保留了腹直肌肌纤维，采用腹直肌外侧定位可降低造口旁疝的风险。	MISSTO
	使用造口作为标本提取部位增加了患者造口旁疝发生率，可能与操作导致造口开口增大有关。	MISSTO
	当出现疝气时应寻求外科医生的意见。早期进行疝气修补术，患者发生手术并发症的风险更低。出现造口旁疝时应考虑以下干预措施：使用腹带；如果水和粪便不容易流出，停止结肠造口灌洗；使用顺应性好的造口底盘，以防止造口周围皮肤损伤；如果疝嵌顿和 / 或造口颜色发生变化，建议患者进行紧急手术治疗。	WOCN
肠造口并发症防治：造口坏死的防治	考虑在肥胖患者的上腹象限标记潜在的造口部位，这可能会减少手术切除肠系膜的必要程度，并最大限度地减少血管对造口的损害。	WOCN
	根据缺血和坏死的程度处理造口坏死。如果坏死是浅表性的，则监测和观察造口。随着时间的推移，最上层的组织可能会脱落，露出一个红色的、可存活的造口。如果缺血和坏死较深，确定是否需要对不能存活的造口组织进行清创。如果坏死在筋膜以下，建议患者进行紧急手术修复。	WOCN

续表

项目	证据描述	证据来源
肠造口并发症防治：造口皮肤黏膜分离的防治	根据缺损的深度和程度进行黏膜分离治疗。如果分离较浅，可以考虑在分离处撒上造口护肤粉来吸收水分，促进更好地粘贴造口袋。如果分离较深，考虑用吸收性敷料填充分离，如藻酸盐敷料或亲水性纤维敷料；如果分离有深度，用片状水胶体敷料或防漏膏。如果担心感染风险，考虑在全身治疗之外使用抗菌敷料；如果发生全身感染，适当全身使用抗生素治疗。	WOCN
肠造口并发症防治：造口回缩的防治	造口回缩时，尝试将造口的高度提高到皮肤水平以上。考虑使用凸面底盘和/或腹带，考虑凸面底盘的风险和好处。如果没有达到预期底盘更换时间且并发症持续存在，应转介医生，评估是否需要手术干预。	WOCN
肠造口并发症防治：造口狭窄的防治	建议轻度造口狭窄的患者改变饮食习惯，减少不溶性纤维的摄入，使用大便软化剂，增加液体摄入量以保持大便柔软。考虑暂时扩张造口以帮助排便，由于缺乏证据，不推荐扩张作为长期的实践，长期使用扩张与造口狭窄有关。确定是否需要手术矫正狭窄。	WOCN
肠造口并发症防治：造口脱垂的防治	与结肠袢式造口术相比，回肠袢式造口术的造口脱垂发生率较低。	MISSTO

续表

项目	证据描述	证据来源
肠造口并发症防治：造口脱垂的防治	调整造口袋底盘开口，防止对造口造成创伤；使用腹带与脱垂固定装置；根据脱垂的长度，评估一件式造口袋是否可以最大限度地减少对脱垂造口的创伤；评估脱垂造口的颜色变化，如果造口颜色变暗或缺血，及时就医；如果供血不足，且不能徒手复位脱垂的造口，则转介患者进行紧急手术评估。	WOCN
肠造口并发症防治：造口旁瘘的防治	确保患者选择合适的造口袋并充分保护造口周围皮肤；纠正任何可能导致瘘管形成的潜在疾病（如克罗恩病）；如果不能通过改变造口袋类型来改善造口旁瘘，可以考虑手术干预。	WOCN
肠造口周围皮肤并发症防治：造口周围潮湿相关性皮肤损伤的防治	造口底盘是隔离皮肤与潮湿源的重要屏障，具有一定的隔离保护、防渗吸湿功能。各类防漏膏/环、皮肤保护膜等造口附件产品也具有密封防漏、保护隔离、延长造口底盘使用的作用。	WCET
	预防和处理造口周围潮湿相关性皮肤损伤时，建议使用造口护肤粉、无刺激性皮肤保护膜或固体皮肤屏障治疗造口周围潮湿相关性皮肤损伤问题。	WOCN
肠造口周围皮肤并发症防治：造口周围变应性接触性皮炎的防治	确定并停止使用变应原，斑贴试验可能会有所帮助。	WOCN
	局部使用皮质类固醇喷雾控制炎症并缓解症状；避免使用乳霜和软膏，因为它们会影响造口袋系统的黏附性；须根据情况调整更换造口护理用品的频率；患者可能需要更频繁地移除和更换造口底盘，直到皮肤刺激症状消失。	WOCN

续表

项目	证据描述	证据来源
肠造口周围皮肤并发症防治：造口周围变应性接触性皮炎的防治	应避免使用任何含有防腐剂、消毒剂的用品；温水或免洗皮肤清洁剂可用于清洁；不推荐使用碱性肥皂或阴离子表面活性剂；清洁后，必须轻轻拭干皮肤表面水分，切勿摩擦或吹干。	Wund-D.A.CH
	根据变应性接触性皮炎的渗出液量选择造口护肤粉和无刺激性皮肤保护膜、片状皮肤屏障隔离保护受损皮肤，提供有效粘贴平面。	WOCN
肠造口周围皮肤并发症防治：造口周围皮肤念珠菌/真菌感染的防治	在使用造口底盘和附件产品之前，可在受真菌感染的造口部位使用粉状抗真菌药物。	WOCN
	造口周围若发生持续或严重的真菌感染，应使患者口服或静脉注射抗真菌药物来控制感染并减轻症状。	WOCN
	发生感染的部位应保持干燥，为防止发生渗漏引起潮湿刺激加重造口底盘下方皮肤感染，应及时更换造口底盘或附件产品。	WOCN
肠造口周围皮肤并发症防治：造口周围机械性皮肤损伤的防治	如为底盘黏胶造成的皮肤损伤，可以考虑选择没有黏胶边框的造口底盘，或使用皮肤保护膜保护底盘下的脆弱皮肤。	WCET

续表

项目	证据描述	证据来源
肠造口周围皮肤并发症防治：造口周围毛囊炎的防治	造口周围毛发应及时剔除，保持造口周围干净清洁，但剔除毛发时应避免损伤毛囊，可考虑对造口周围毛发稠密的部位进行永久性脱毛。	WOCN
	应评估造口周围毛囊炎的症状及表现，遵医嘱进行细菌培养确定感染类型，正确选择药物对症治疗。	WOCN
肠造口周围皮肤并发症防治：造口周围坏疽性脓皮病的防治	发生坏疽性脓皮病时应评估患者是否存在继发性感染。可视情况局部使用吸收性敷料（如藻酸盐敷料或亲水纤维敷料）吸收多余水分，便于底盘粘贴，按需调整造口底盘更换的频率。发生坏疽性脓皮病时，进行疼痛管理。	WOCN
肠造口周围皮肤并发症防治：造口周围静脉曲张的防治	造口周围静脉曲张患者应避免使用坚硬的造口护理用品，以免造成伤害。如有急性出血，可直接按压局部止血，如仍不能止血应立即就医。	WOCN
肠造口周围皮肤并发症防治：造口缝线肉芽肿的防治	调整造口底盘的大小以紧密贴合造口周围；轻轻探查受影响区域，找到任何残留的缝合线，如果可能的话将其取出；如有需要，将硝酸银涂抹在组织凸起部位；更换造口袋前，先在患处涂抹造口护肤粉以吸收多余水分。	WOCN

表 6-2-5 纳入系统评价的基本特征及资料提取表（n=16）

作者	样本量/例	干预措施		结局指标	研究结果	
		干预组	对照组		RR/OR 值	95%*CI*
FARAHANI 等	10 520	—	—	造口并发症发生率	*RR*=0.35	（0.09，0.63）
范婧慧等	1 159	临床护理路径	常规护理措施	护理满意度、自我护理能力、平均住院时间、平均住院费用、并发症发生率、健康知识掌握率中的1项或1项以上	护理满意度 *RR*=1.24	（1.17，1.32）
					自我护理能力 *RR*=1.58	（1.38，1.82）
					平均住院时间 SMD=−1.65	（−2.66，−0.65）
					平均住院费用 SMD=−3.89	（−6.90，−0.87）
					并发症 *RR*=0.39	（0.27，0.55）
FAURY 等	未说明	任何教育干预	常规护理	生活质量、社会心理技能和自我管理技能	—	—
NIZUM 等	5 298	专业的造口护理路径	常规护理	患者满意度，住院时间和再入院率等	—	—

续表

作者	样本量/例	干预措施		结局指标	研究结果	
		干预组	对照组		RR/OR 值	95%CI
魏彩芳等	543/540	包括家庭干预、个体化护理干预、过渡期护理模式等	未说明	主要结局指标：患者生活质量核心量表评分；次要结局指标：患者生活自理能力、依从性、满意度等评分	生活质量 WMD=13.83	（11.06，16.60）
耿晨等	1 610	“互联网+”延续性护理	常规出院护理随访	自我护理能力、自我效能感等	造口并发症发生率 OR=0.19	（0.14，0.26）
					自我护理能力 SMD=1.78	（1.60，1.96）
					自我效能感 MD=14.15	（11.50，16.80）
					抑郁 SMD=−0.74	（−1.00，−0.49）
冷雅楠等	664	同伴教育+常规护理	常规护理	自我护理能力、社会心理适应能力、焦虑	自我护理能力 MD=16.96	（4.83，29.09）
					社会心理适应能力 MD=13.34	（5.80，20.87）
					焦虑 SMD=−0.61	（−0.86，−0.35）

续表

作者	样本量/例	干预措施		结局指标	研究结果	
		干预组	对照组		RR/OR 值	95%*CI*
VISSER 等	321	盆底康复	—	Wexner 失禁评分，大便频率	—	—
HARDT 等	924	腹直肌上造口术	腹直肌旁造口术	造口旁疝发生率、肠梗阻或狭窄、皮肤刺激、造口脱垂	RCT：造口旁疝发生率 *RR*=1.34	（0.40，4.48）
					RCT：肠梗阻或狭窄 *RR*=2.0	（0.19，20.9）
					RCT：皮肤刺激 *RR*=0.67	皮肤刺激（0.21，2.13）
					NRS：造口旁疝发生率 *RR*=1.22	（0.84，1.75）
					NRS：造口脱垂 *RR*=1.23	（0.39，3.85）
GÜENAGA 等	334	环形回肠造口术	环形结肠造口术	死亡率、伤口感染、吻合口瘘、再手术	死亡率 *RD*=0.02	（−0.02，0.05）
					伤口感染 *RR*=0.57	（0.31，1.07）
					吻合口瘘 *RR*=0.72	（0.36，1.47）
					再手术 *RD*=0.01	（−0.06，0.09）

续表

作者	样本量/例	干预措施		结局指标	研究结果	
		干预组	对照组		RR/OR 值	95%*CI*
RONDELLI 等	1 529	回肠造口	结肠造口	伤口感染和脱水、并发症、造口闭合	伤口感染和脱水 *OR*=1.21	（0.63，2.35）
					并发症 *OR*=0.47	（0.32，0.69）
					造口闭合 *OR*=1.02	（0.56，1.66）
CHEN 等	1 687	回肠造口	结肠造口	造口脱垂	RCT：造口脱垂 *RR*=0.15	（0.04，0.48）
					NRS：造口脱垂 *RR*=0.26	（0.10，0.67）
					NRS：造口闭合后伤口感染风险 *RR*=0.28	（0.15，0.52）
GENG 等	1 025	回肠造口	结肠造口	败血症、造口脱垂、造口旁疝、总体并发症	败血症 *RR*=0.15	（0.03，0.92）
					造口脱垂 *RR*=0.28	（0.09，0.85）
					造口旁疝 *RR*=0.28	（0.09，0.84）
					总体并发症 *RR*=0.34	（0.21，0.57）

续表

作者	样本量/例	干预措施		结局指标	研究结果	
		干预组	对照组		RR/OR 值	95%*CI*
HSU 等	2 109	术前造口部位标记	术前造口部位未标记	总体造口并发症（造口旁疝、造口坏死、造口回缩、造口狭窄、造口旁瘘、造口周围皮肤问题等）	总体造口并发症 *OR*=0.52	（0.42，0.64）
RAMBHIA 等	263	毛囊炎治疗方案（克林霉素、利福平等）	—	毛囊炎症状缓解情况、不良反应发生	—	—

四、证据评价

通过纳入排除标准筛选后保留的文献，由2名经过系统循证护理培训且具有相关专科知识的研究者进行独立评价，如果两人评价结果有差异则进行协商，若协商仍不能达成一致，则由评审小组专家进行评判。评审小组专家对评价结果进行审核，最后指南制定小组结合评价结果、证据与PICO问题的关系以及临床实际情况决定是否纳入该项研究。本指南对文献采用的评价工具如下：

1. 指南　由2名成员采用AGREE Ⅱ对纳入的相关指南进行质量评价。AGREE Ⅱ有6个领域，包括范围和目的、参与人员、严谨性、清晰性、应用性及独立性，共23个条目，每个条目的分数为1分（完全不符合）～7分（完全符合），2～6分表示指南部分符合，得分越高，说明该条目符合程度越高。将各领域得分标准化为该领域可能的最高得分的百分比，计算公式为[（实际得分－最小可能得分）/（最大可能得分－最小可能得分）]×100.00%，结合6个领域的标准化百分比结果进行2个总体评估条目的评价，最终做出文献质量的综合评价。AGREE Ⅱ具体评价条目详见附录1。

本指南共纳入7篇指南，指南的各领域标准化得分及质量评价结果见表6-2-6。其中6篇指南在6个领域的标准化得分均≥60.00%，被评为A级，1篇指南被评为B级。2名指南评价者的一致性检验结果见表6-2-7。

2. 系统评价　采用AMSTAR 2进行质量评价，AMSTAR 2由16个条目组成。每个条目分别用“符合”“部分符合”“不符合”进行描述，根据16个条目的评价情况，进行综合判断。AMSTAR 2具体评价条目详见附录2。本指南

表 6-2-6 纳入指南的质量评价结果

序号	纳入文献	各领域标准化的百分比 /%						≥60% 领域数 / 个	≤30% 领域数 / 个	推荐级别
		范围与目的	参与人员	严谨性	清晰性	应用性	独立性			
1	RNAO 2019	100.00	86.11	91.67	88.89	89.58	100.00	6	0	A 级
2	ASCRS 2022	100.00	83.33	87.50	100.00	33.33	91.67	5	0	A 级
3	WOCN 2017	100.00	94.44	71.88	91.67	68.75	20.83	5	0	A 级
4	MISSTO 2019	100.00	94.44	83.33	88.89	62.50	100.00	6	0	A 级
5	WCET 2020	100.00	86.11	78.10	69.44	68.75	95.83	6	0	A 级
6	ASCN 2019	63.89	86.11	21.88	58.33	29.17	12.50	2	3	B 级
7	WOCN 2017	97.22	83.33	79.17	80.56	31.25	100.00	5	0	A 级

共纳入16篇系统评价，质量评价结果见表6-2-8。

3. 原始研究　根据原始研究设计类型，采用JBI相应的质量评价工具对纳入研究进行方法学质量评价，具体评价工具见附录3～9。

表6-2-7　纳入指南的ICC一致性检验结果

序号	指南名称	ICC	95%*CI*
1	Supporting Adults Who Anticipate or Live with an Ostomy	0.898	0.780～0.950
2	The American Society of Colon and Rectal Surgeons Clinical Practice Guidelines for Ostomy Surgery	0.946	0.872～0.977
3	Enhanced Recovery After Surgery: Best Practice Guideline for the Care of Patients with a Fecal Diversion	0.905	0.691～0.964
4	Italian Guidelines for the Surgical Management of Enteral Stomas in Adults	0.917	0.790～0.966
5	World Council of Enterostomal Therapists® International Ostomy Guideline: 2nd Edition	0.913	0.795～0.963
6	ASCN Stoma Care National Clinical Guidelines	0.882	0.740～0.950
7	Clinical Guideline: Management of the Adult Patient with a Fecal or Urinary Ostomy	0.868	0.690～0.940

表 6-2-8　纳入系统评价的方法学评价结果

评价指标	FARAHANI 等	范婧慧等	FAURY 等	NIZUM 等	魏彩芳等	耿晨等	冷雅楠等
1. 研究问题和纳入标准是否基于 PICO 构建?	符合	符合	符合	符合	符合	符合	符合
2. 是否制订前期研究方案? 如有修订,报告修订的细节?	符合	符合	符合	不符合	符合	不符合	不符合
3. 研究设计的选择依据是否予以解释?	不符合	不符合	不符合	不符合	符合	不符合	不符合
4. 是否使用了全面的检索策略?	符合	部分符合	部分符合	符合	符合	部分符合	部分符合
5. 研究筛选是否具有可重复性?	符合	符合	不符合	符合	符合	符合	符合
6. 数据提取是否具有可重复性?	符合	符合	不符合	符合	符合	符合	符合
7. 是否提供排除研究的清单以及排除理由?	符合	部分符合	部分符合	部分符合	符合	符合	符合
8. 是否描述纳入研究详细的基本信息?	符合	部分符合	部分符合	部分符合	符合	部分符合	符合
9. 纳入研究的偏倚风险评估方法是否合理?	符合	符合	部分符合	部分符合	符合	符合	符合

续表

评价指标	FARAHANI 等	范婧慧等	FAURY 等	NIZUM 等	魏彩芳等	耿晨等	冷雅楠等
10. 是否报告系统评价纳入研究的基金资助信息？	不符合	不符合	不符合	不符合	不符合	不符合	不符合
11. 如果执行 Meta 分析，结果合成的统计学分析方法是否合适？	符合	符合	未进行 Meta 分析	未进行 Meta 分析	符合	符合	符合
12. 如果执行 Meta 分析，是否评价单个研究偏倚风险对 Meta 分析结果的影响？	符合	符合	未进行 Meta 分析	未进行 Meta 分析	符合	符合	符合
13. 在解释和讨论系统评价的结果时是否考虑单个研究的偏倚风险？	符合	符合	不符合	不符合	符合	符合	符合
14. 是否对存在的异质性进行满意的解释和讨论？	符合	符合	符合	符合	符合	符合	符合
15. 如果进行定量合并，是否充分调查了存在发表偏倚的可能，并讨论发表偏倚对结果的影响？	符合	符合	未进行 Meta 分析	未进行 Meta 分析	符合	符合	不符合
16. 是否报告潜在的利益冲突来源，包括目前系统评价收到的基金资源？	符合	符合	符合	不符合	符合	不符合	符合

表 6-2-8 纳入系统评价的方法学评价结果（续表）

评价指标	VISSER 等	HARDT 等	GÜENAGA 等	RONDELLI 等	CHEN 等	GENG 等	Hsu 等	RAMBHIA 等
1. 研究问题和纳入标准是否基于 PICO 构建？	不符合	符合	符合	不符合	符合	符合	不符合	符合
2. 是否制订前期研究方案？如有修订，报告修订的细节？	符合	符合	符合	不符合	不符合	不符合	不符合	不符合
3. 研究设计的选择依据是否予以解释？	不符合	符合	符合	不符合	不符合	不符合	符合	符合
4. 是否使用了全面的检索策略？	符合	符合	符合	符合	部分符合	符合	符合	部分符合
5. 研究筛选是否具有可重复性？	符合	符合	符合	符合	符合	不符合	符合	符合
6. 数据提取是否具有可重复性？	符合	符合	符合	符合	符合	符合	符合	符合
7. 是否提供排除研究的清单以及排除理由？	符合	符合	符合	符合	不符合	符合	符合	不符合

续表

评价指标	VISSER等	HARDT等	GÜENAGA等	RONDELLI等	CHEN等	GENG等	Hsu等	RAMBHIA等
8. 是否描述纳入研究详细的基本信息？	符合	符合	符合	符合	部分符合	符合	符合	符合
9. 纳入研究的偏倚风险评估方法是否合理？	符合	符合	符合	符合	不符合	符合	符合	符合
10. 是否报告系统评价纳入研究的基金资助信息？	不符合	不符合	不符合	不符合	不符合	不符合	符合	不符合
11. 如果执行Meta分析，结果合成的统计学分析方法是否合适？	未进行Meta分析	符合	符合	符合	符合	符合	符合	未进行Meta分析
12. 如果执行Meta分析，是否评价单个研究偏倚风险对Meta分析结果的影响？	未进行Meta分析	符合	符合	符合	不符合	符合	符合	未进行Meta分析

续表

评价指标	VISSER 等	HARDT 等	GÜENAGA 等	RONDELLI 等	CHEN 等	GENG 等	Hsu 等	RAMBHIA 等
13. 在解释和讨论系统评价的结果时是否考虑单个研究的偏倚风险?	不符合	符合	符合	符合	不符合	不符合	符合	符合
14. 是否对存在的异质性进行满意的解释和讨论?	符合	符合	符合	符合	符合	符合	符合	符合
15. 如果进行定量合并，是否充分调查了存在发表偏倚的可能，并讨论发表偏倚对结果的影响?	未进行 Meta 分析	符合	符合	符合	符合	符合	符合	未进行 Meta 分析
16. 是否报告潜在的利益冲突来源，包括目前系统评价收到的基金资源?	符合	符合	符合	不符合	不符合	不符合	符合	符合

五、证据分级

采用2014版JBI证据分级方法，按证据质量由高到低分为Ⅰ～Ⅴ级，其中Ⅰ级证据级别最高，Ⅴ级证据级别最低。具体分级方法见附录10。

六、形成推荐意见

1. 编写专家决策表　对有证据支持的临床问题，根据证据形成推荐意见。初步形成123条推荐意见，每一条推荐意见采用5级推荐选项，即强推荐、弱推荐、不确定、弱不推荐、强不推荐。系统评价小组逐条将推荐意见及推荐选项制作成调查问卷，编制专家决策表。

2. 专家共识会　召集伤口造口失禁护理专家、护理管理专家、外科护理专家、循证护理专家等12人组成专家组，召开专家共识会，专家成员信息详见附录11。

系统评价小组将证据总结制作为PPT，并按照顺序逐一汇报所负责内容的证据总结。专家成员除考虑证据质量外，综合考虑干预措施利弊平衡、结论的可推广性、适宜人群、成本和卫生保健有关的其他因素，对每条证据总结逐一独立投票，给出推荐级别。0之外的任何一格票数超过50.00%，视为达成共识，直接确定方向和强度；若0某一侧两格总票数超过70.00%，亦视为达成共识，可确定方向，强度为“弱”；其余情况视为未达成共识，进行下一轮讨论。

专家组对92条证据总结进行依次投票。投票结束后，现场整理投票结果，汇总未达成共识的问题，并组织专家进行讨论。其中有13条证据总结未达成共识进行二次投票，最终达成一致形成对每条证据总结的推荐强度。本指南的推荐级别采用2014版JBI推荐级别方法。具体推荐级别方法见附录12。

例如第三章的【推荐意见32】，原推荐意见为：成人高排量肠造口患者中，应选择凸面底盘。由系统评价小组汇报其对应的证据总结，专家进行投票后，选择不确定的占33%，提示未达成共识，建议进一步明确选择凸面底盘的情形。经指南制定小组进一步补充，修改为：

如有以下情况，可考虑选择凸面底盘：

（1）造口回缩/低平。

（2）高排量肠造口。

（3）腹部松弛或造口周围皮肤不平坦。

（4）出现渗漏或由于渗漏引起造口周围皮肤并发症。

（5）造口袋佩戴时间未达到预期更换时间。

在第二轮专家投票中，结果推荐侧的比例占92%，达成共识。

另一个例子是第三章的【推荐意见35】，原推荐意见为：在成人肠造口患者中，使用造口护肤粉和皮肤保护膜可以保护造口周围皮肤。由系统评价小组汇报其对应的证据总结，专家进行投票后，选择不确定的占42%，提示未达成共识，建议进一步明确选择何种情形下使用造口护肤粉和皮肤保护膜。经指南制定小组进一步补充，修改为：对于造口周围皮肤脆弱的患者，使用造口护肤粉和皮肤保护膜保护造口周围皮肤。在第二轮专家投票，结果强推荐的比例占75%，达成共识。

七、形成指南初稿

专家共识会后，整理达成共识的推荐意见以及与之对应的证据支持，将每个主题内容相关的推荐意见以及证据进行汇总，并书写相应部分的研究背景，形成指南初稿。

八、专家外审

指南初步形成后，邀请全国各地的25名伤口造口失禁护理专家、外科护理专家、护理管理专家以及循证护理专家对指南进行评审，对指南的科学性和实用性及具体推荐内容提出意见和建议，由指南制定小组结合专家意见完善指南。

九、定稿

指南制定小组结合外审专家的评审意见和建议修订指南后，召开指南专家定稿会，形成指南的终稿。

附 录

附录1 AGREE Ⅱ评价条目

领域	条目	评价内容
领域 1：范围和目的	条目 1	明确描述指南的总目的
	条目 2	明确描述指南所涵盖的卫生问题
	条目 3	明确描述指南应用的人群（患者、公众等）
领域 2：参与人员	条目 4	指南制定小组包括来自所有相关专业小组的人员
	条目 5	考虑目标人群（患者、公众等）的观点和优先选择
	条目 6	指南的适用者已经明确规定
领域 3：制定的严谨性	条目 7	应用系统方法检索证据
	条目 8	清楚描述证据筛选的标准
	条目 9	清楚描述证据 / 证据体的质量等级和局限性
	条目 10	清楚描述形成推荐建议的方法
	条目 11	形成推荐建议时考虑了对健康获益、不良反应及风险
	条目 12	推荐建议和支持证据之间有明确联系
	条目 13	指南在发布前经过外部专家评审
	条目 14	提供指南更新的步骤

续表

领域	条目	评价内容
领域 4：表达的清晰性	条目 15	推荐建议明确，不模棱两可
	条目 16	明确列出了针对某个情景或健康问题的不同选择
	条目 17	关键性的推荐意见容易识别
领域 5：应用性	条目 18	指南描述了应用过程中的促进和阻碍因素
	条目 19	指南提供了将推荐意见应用于实践中的建议和/或工具
	条目 20	指南考虑了推荐建议应用时可能需要的资源
	条目 21	指南提供了监督和/或审计标准
领域 6：独立性	条目 22	资金资助者的观点不影响指南的内容
	条目 23	记录并公开了指南制定小组成员的利益冲突

附录 2　AMSTAR 2 评价内容

领域	评价		
1．系统评价的研究问题和纳入标准是否基于 PICO 构建？	□符合		□不符合
2．制作系统评价前是否制定前期研究方案？如有修订，报告修订的细节？	□符合	□部分符合	□不符合
3．研究设计的选择依据是否予以解释？	□符合		□不符合
4．是否使用了全面的检索策略？	□符合	□部分符合	□不符合
5．研究筛选是否具有可重复性？	□符合		□不符合
6．数据提取是否具有可重复性？	□符合		□不符合

续表

领域	评价			
7. 是否提供排除研究的清单以及排除理由?	□符合		□不符合	
8. 是否描述纳入研究详细的基本信息?	□符合	□部分符合	□不符合	
9. 纳入研究的偏倚风险评估方法是否合理?	□符合	□部分符合	□不符合	□仅纳入NRSI
10. 是否报告系统评价纳入研究的基金资助信息?	□符合		□不符合	
11. 如果执行Meta分析,结果合成的统计学分析方法是否合适?	□符合		□不符合	
12. 如果执行Meta分析,是否评价单个研究偏倚风险对Meta分析结果的影响?	□符合		□不符合	
13. 在解释和讨论系统评价的结果时是否考虑单个研究的偏倚风险?	□符合		□不符合	
14. 是否对存在的异质性进行满意的解释和讨论?	□符合		□不符合	
15. 如果进行定量合并,是否充分调查了存在发表偏倚的可能,并讨论发表偏倚对结果的影响?	□符合		□不符合	
16. 是否报告潜在的利益冲突来源,包括目前系统评价收到的基金资源?	□符合		□不符合	

附录3 Cochrane 5.1.0风险偏倚评估工具

评价项目及偏倚类型	评价结果		
选择偏倚			
1. 随机序列的产生	偏倚风险低	偏倚风险高	不清楚
2. 对随机方案的分配隐藏	偏倚风险低	偏倚风险高	不清楚
实施偏倚			
3. 对研究对象及干预者实施盲法	偏倚风险低	偏倚风险高	不清楚
4. 对结果测评者实施盲法	偏倚风险低	偏倚风险高	不清楚
5. 结局指标数据的完整性（失访情况）	偏倚风险低	偏倚风险高	不清楚
6. 选择性报告研究结果的可能性	偏倚风险低	偏倚风险高	不清楚
其他偏倚			
7. 其他方面的偏倚来源	偏倚风险低	偏倚风险高	不清楚

附录4 JBI类实验研究的真实性评价表(2015)

评价项目	评价结果			
1. 是否清晰阐述研究中的因果关系？	是	否	不清楚	不适用
2. 组间基线是否具有可比性？	是	否	不清楚	不适用
3. 除了要验证的干预措施外，各组接受的其他措施是否相同？	是	否	不清楚	不适用
4. 是否设立了对照组？	是	否	不清楚	不适用

续表

评价项目	评价结果			
5. 是否在干预前、后对结局指标实施多元化的测量?	是	否	不清楚	不适用
6. 随访是否完整，如不完整，是否报道失访并采取措施处理失访问题?	是	否	不清楚	不适用
7. 是否采用相同的方式对各组研究对象的结局指标进行测评?	是	否	不清楚	不适用
8. 结局指标的测评方法是否可信?	是	否	不清楚	不适用
9. 资料分析方法是否恰当?	是	否	不清楚	不适用

附录 5 JBI 队列研究质量评价表(2016)

评价项目	评价结果			
1. 各组研究对象是否具有相似的特征，来源于同一研究总体?	是	否	不清楚	不适用
2. 是否采用相同方式测评暴露因素，将研究对象分配至暴露组和非暴露组?	是	否	不清楚	不适用
3. 对暴露因素的测评方法是否有效、可信?	是	否	不清楚	不适用
4. 是否考虑了混杂因素?	是	否	不清楚	不适用
5. 是否采取措施控制了混杂因素?	是	否	不清楚	不适用
6. 是否描述在暴露或研究开始时，研究对象未出现观察结局?	是	否	不清楚	不适用
7. 结局指标的测评方法是否有效、可信?	是	否	不清楚	不适用
8. 是否报告了随访时间? 随访时间是否足够长? 已观察到结局指标的出现?	是	否	不清楚	不适用

续表

评价项目	评价结果
9. 随访是否完整？如果不是，是否描述并分析失访的原因？	是　否　不清楚　不适用
10. 是否采取措施处理失访问题？	是　否　不清楚　不适用
11. 资料分析方法是否恰当？	是　否　不清楚　不适用

附录6 JBI病例对照研究质量评价表(2016)

评价项目	评价结果
1. 病例组与对照组除是否患有该疾病不同外，其他因素是否具有可比性？	是　否　不清楚　不适用
2. 病例组与对照组的匹配是否恰当？	是　否　不清楚　不适用
3. 是否采用相同的标准招募病例组和对照组？	是　否　不清楚　不适用
4. 是否采用标准、有效、可信的方法测评暴露因素？	是　否　不清楚　不适用
5. 是否采用相同的方法测评病例组和对照组的暴露因素？	是　否　不清楚　不适用
6. 是否考虑了混杂因素？	是　否　不清楚　不适用
7. 是否采取措施控制了混杂因素？	是　否　不清楚　不适用
8. 是否采用标准、有效、可信的方法测评结局指标？	是　否　不清楚　不适用
9. 暴露时间是否足够长？	是　否　不清楚　不适用
10. 资料分析方法是否恰当？	是　否　不清楚　不适用

附录7 JBI横断面研究质量评价表(2016)

评价项目	评价结果
1. 是否清晰界定了研究对象的纳入标准?	是　否　不清楚　不适用
2. 是否详细描述研究对象及研究场所?	是　否　不清楚　不适用
3. 是否采用有效、可信的方法测评暴露因素?	是　否　不清楚　不适用
4. 是否采用客观、标准的方法测评健康问题?	是　否　不清楚　不适用
5. 是否明确了混杂因素?	是　否　不清楚　不适用
6. 是否采取措施控制了混杂因素?	是　否　不清楚　不适用
7. 是否采用有效、可信的方法测评结局指标?	是　否　不清楚　不适用
8. 资料分析方法是否恰当?	是　否　不清楚　不适用

附录8 JBI调查类研究质量评价表(2016)

评价项目	评价结果
1. 确定的抽样框架是否能代表目标人群?	是　否　不清楚　不适用
2. 研究对象的抽样方法是否恰当?	是　否　不清楚　不适用
3. 样本量是否足够?	是　否　不清楚　不适用
4. 是否详细描述了研究对象及研究场所?	是　否　不清楚　不适用

续表

评价项目	评价结果
5. 样本中各个亚组是否有相近的应答率以保证资料分析时有充分的覆盖率?	是　否　不清楚　不适用
6. 是否采用有效的方法确定健康问题?	是　否　不清楚　不适用
7. 是否采用标准、可信的方法对所有研究对象的健康问题进行测评?	是　否　不清楚　不适用
8. 资料分析方法是否恰当?	是　否　不清楚　不适用
9. 应答率是否足够？是否采取了恰当的方法处理低应答率的问题?	是　否　不清楚　不适用

附录9　JBI 专家意见和专业共识类文章质量评价工具(2016)

评价项目	评价结果
1. 是否明确标注了观点的来源?	是　否　不清楚　不适用
2. 观点是否来源于该领域有影响力的专家?	是　否　不清楚　不适用
3. 所提出的观点是否以研究相关的人群利益为中心?	是　否　不清楚　不适用
4. 陈述的结论是否基于分析的结果?观点的表达是否具有逻辑性?	是　否　不清楚　不适用
5. 是否参考了现有的其他文献?	是　否　不清楚　不适用
6. 所提出的观点与以往文献是否有不一致的地方?	是　否　不清楚　不适用

附录 10 JBI 证据的分级方法(2014)

证据等级	设计类型	描述
Ⅰ级证据	RCT/ 试验性研究	1a：多项 RCT 的系统评价 1b：多项 RCT 及其他干预性研究的系统评价 1c：单项随机对照试验（RCT） 1d：准随机对照试验
Ⅱ级证据	类实验研究	2a：多项类实验研究的系统评价 2b：多项类实验研究与其他低质量干预性研究的系统评价 2c：单项前瞻性有对照组的类实验研究 2d：前后对照 / 回顾性对照的类实验研究
Ⅲ级证据	观察性 - 分析性研究	3a：多项队列研究的系统评价 3b：多项队列研究与其他低质量观察性研究的系统评价 3c：单项有对照组的队列研究 3d：单项病例对照研究 3e：单项无对照组观察性研究
Ⅳ级证据	观察性 - 描述性研究	4a：多项描述性研究的系统评价 4b：单项横断面研究 4c：病例系列研究 4d：个案研究
Ⅴ级证据	专家意见 / 基础研究	5a：对专家意见的系统评价 5b：专家共识 5c：基础研究 / 单项专家意见

附录 11 专家共识会评审委员

姓名	单位	专业	备注
王泠	北京大学人民医院	伤口造口失禁护理、护理管理、循证护理	
翁亚娟	南京大学医学院附属鼓楼医院	伤口造口失禁护理、护理管理	
马蕊	北京大学人民医院	伤口造口失禁护理、重症护理	
周玉洁	北京大学第三医院	伤口造口失禁护理、护理管理	
胡爱玲	中山大学附属第三医院	伤口造口失禁护理、护理管理	
郭淑丽	中国医学科学院北京协和医院	伤口造口失禁护理、护理管理	
乔莉娜	西安交通大学第一附属医院	伤口造口失禁护理、护理管理	
徐洪莲	海军军医大学第一附属医院	伤口造口失禁护理	
李秦	空军军医大学第一附属医院	伤口造口失禁护理	
张华	重庆医科大学附属第一医院	伤口造口失禁护理、护理管理	
王霞	北京医院	伤口造口失禁护理、护理管理	
赵培玉	北京和睦家医院	伤口造口失禁护理、护理管理	

附录12 JBI证据的推荐级别

推荐级别	判断标准
A级推荐：强推荐	1. 明确显示干预措施利大于弊或弊大于利 2. 高质量证据支持应用 3. 对资源分配有利或无影响 4. 考虑了患者的价值观、意愿和体验
B级推荐：弱推荐	1. 干预措施利大于弊或弊大于利，尽管证据尚不够明确 2. 有证据支持应用，尽管证据质量不够高 3. 对资源分配有利，或无影响，或有较小影响 4. 部分考虑或并未考虑患者的价值观、意愿和体验

参考文献

[1] Wound, Ostomy and Continence Nurses Society, Guideline Development Task Force. WOCN society clinical guideline: management of the adult patient with a fecal or urinary ostomy-an executive summary [J]. Journal of wound, ostomy, and continence nursing, 2018, 45 (1): 50-58.

[2] 谢传艺，刘婷，边雪梅. 肠造口患者家庭照顾者负担及护理干预的研究进展[J]. 护士进修杂志，2021，36（03）：230-234.

[3] 杜荣欣，张晓红. 肠造口患者延续性护理需求与生活质量的纵向研究[J]. 护理学杂志，2020，35（06）：84-87.

[4] 贺育华，杨婕，蒋理立，等. 加速康复外科模式下结直肠癌患者出院准备度与出院指导质量现状调查[J]. 护理学杂志，2019，34（10）：17-19.

[5] 王泠，胡爱玲. 中华护理学会专科护士培训教材：伤口造口失禁专科护理[M]. 北京：人民卫生出版社，2018.

[6] Registered Nurses' Association of Ontario. Supporting adults who anticipate or live with an ostomy [R]. 2nd ed. Toronto: Registered Nurses' Association of Ontario, 2019.

[7] World Council of Enterostomal Therapists. WCET® International ostomy guideline: 2nd edition [EB/OL]. [2023-07-07]. https://wcetn.org/store/viewproduct.aspx?id=18085461&hhSearchTerms=%22International+and+Ostomy+and+Guideline%22.

[8] 中国医师协会肛肠医师分会造口专业委员会，中国医师协会肛肠

医师分会，中华医学会外科学分会结直肠外科学组，等. 中低位直肠癌手术预防性肠造口中国专家共识（2022 版）[J]. 中华胃肠外科杂志，2022（06）：471-478.

[9] PRINZ A，COLWELL J C，CROSS H H，et al. Discharge planning for a patient with a new ostomy[J]. Journal of wound，ostomy and continence nursing，2015，42（01）：79-82.

[10] 中华护理学会. 成人肠造口护理：T/CNAS 07—2019[S/OL]. [2023-07-07]. http://www.zhhlxh.org.cn/cnaWebcn/upFilesCenter/upload/file/20200622/1592816459555082452.pdf.

[11] FARAHANI M A，SARGOLZAEI M S，SHARIATPANAHI S，et al. The prevalence of anxiety and depression in patients with ostomy：a systematic review and Meta-analysis[J]. Psychooncology，2022，31（12）：2020-2035.

[12] FERRARA F，PARINI D，BONDURRI A，et al. Italian guidelines for the surgical management of enteral stomas in adults[J]. Techniques in coloproctology，2019，23（11）：1037-1056.

[13] DAVIS B R，VALENTE M A，GOLDBERG J E，et al. The American society of colon and rectal surgeons clinical practice guidelines for ostomy surgery[J]. Diseases of the colon & rectum，2022，65（10）：1173-1190.

[14] MILLER D，PEARSALL E，JOHNSTON D，et al. Executive summary：Enhanced recovery after surgery：best practice guideline for the care of patients with a fecal diversion[J]. Journal of wound，ostomy and continence nursing，2017，44（01）：74-77.

[15] SALVADALENA G，HENDREN S，MCKENNA L，et al. WOCN Society and ASCRS position statement on preoperative stoma site marking for patients undergoing colostomy or ileostomy surgery[J]. Journal of wound，ostomy and continence nursing，2015，42（03）：249-252.

[16] Association of Stoma Care Nurses UK. ASCN stoma care national clinical guidelines［R］. Wantage：Association of Stoma Care Nurses UK，2019.

[17] 梁迎接，姜艳凌，张淑梅. 基于微信平台的自我管理干预对肠造口病人自我护理能力及并发症的影响［J］. 全科护理，2018，16（25）：3081-3084.

[18] GIORDANO V，NICOLOTTI M，CORVESE F，et al. Describing self-care and its associated variables in ostomy patients［J］. Journal of advanced nursing，2020，76（11）：2982-2992.

[19] 丁敏，吴燕. 肠造口病人自我管理评估工具研究进展［J］. 全科护理，2021，19（25）：3481-3485.

[20] 王爱华，方方，李萍，等. 医护联合健康教育在结直肠手术患者恢复过程中的应用［J］. 齐鲁护理杂志，2019，25（04）：92-94.

[21] 王莹. 造口皮肤工具在肠造口周围皮炎护理中的应用价值［J］. 临床医学研究与实践，2017，2（15）：179-180.

[22] 曾颖，邢海燕. 造口周围皮肤标准护理数字化技术在肠造口患者延续性护理中的应用研究［J］. 齐齐哈尔医学院学报，2018，39（12）：1465-1468.

[23] 徐娟娟，孙艳芳. 成年病人营养不良筛查与评估工具的研究进展［J］. 全科护理，2023，21（32）：4518-4521.

[24] 李朋，尹磊. 老年结直肠癌行回肠造口术患者术前和术后营养评估［J］. 浙江临床医学，2023，25（05）：718-720.

[25] 张红芬，陈红，施敏. 营养评价教育在回肠造口患者健康教育中的应用效果研究［J］. 当代护士（下旬刊），2018，25（03）：134-136.

[26] 徐程. 结直肠癌肠造口患者围术期营养水平及影响因素的纵向研究［D］. 芜湖：皖南医学院，2023.

[27] 孙霞，李芹，荣菲，等. 直肠癌行保护性回肠造口患者术后不同时期营养状况与生活质量相关性分析［J］. 齐鲁护理杂志，2023，29（20）：47-50.

[28] 王方，戴晓冬，蒋秀敏，等. 直肠癌永久性肠造口患者的营养状况现状[J]. 中华现代护理杂志，2022，28(31)：4426-4429.

[29] 杜茜茜，邹其云，霍明科，等. 结直肠癌回肠造口患者营养状况与社会心理适应的关系研究[J]. 护理管理杂志，2019，19(12)：845-848.

[30] 范婧慧，朱开梅. 临床护理路径对大肠癌肠造口患者围术期影响的Meta分析[J]. 中华现代护理杂志，2016，22(26)：3769-3774.

[31] FAURY S，KOLECK M，FOUCAUD J，et al. Patient education interventions for colorectal cancer patients with stoma：a systematic review[J]. Patient education and counseling，2017，100(10)：1807-1819.

[32] NIZUM N，JACOB G. Systematic review of ostomy care pathways[J]. Advances in skin & wound care，2022，35(05)：290-295.

[33] COLWELL J C，KUPSICK P T，MCNICHOL L L. Outcome criteria for discharging the patient with a new ostomy from home health care[J]. Journal of wound，ostomy，and continence nursing，2016，43(03)：269-273.

[34] 魏彩芳，魏清风，龚湖萍. 护理干预对肠造口患者生活质量影响的meta分析[J]. 赣南医学院学报，2016，36(03)：451-454.

[35] 王玉珏. ARC换药流程在结直肠癌术后造口周围皮肤的应用研究[J]. 护士进修杂志，2017，32(14)：1302-1304.

[36] COLWELL J C，BAIN K A，HANSEN A S，et al. International consensus results：development of practice guidelines for assessment of peristomal body and stoma profiles，patient engagement，and patient follow-up[J]. Journal of wound，ostomy，and continence nursing，2019，46(06)：497-504.

[37] COLWELL J C，STOIA DAVIS J，EMODI K，et al. Use of a convex pouching system in the postoperative period：a national consensus[J]. Journal of wound，ostomy，and continence nursing，2022，49(03)：

240-246.

[38] HEERSCHAP C，DUFF V. The lived experience of patients with an ostomy：a pilot study on the effect of ostomy pouch opacity[J]. Advances in Skin & wound Care，2021，34(12)：662-666.

[39] 刘高明，罗家有．可塑型底板在老年肠造口患者自我护理中的应用[J]. 中华现代护理杂志，2012，18(13)：1519-1521.

[40] 屈惠琴，陆云，朱勤芬．可塑型底盘在提高肠造口患者自我护理能力中的应用效果[J]. 中华现代护理杂志，2013，48(33)：4090-4091.

[41] HOEFLOK J，SALVADALENA G，PRIDHAM S，et al. Use of convexity in ostomy care：results of an international consensus meeting[J]. Journal of wound，ostomy，and continence nursing，2017，44(01)：55-62.

[42] United Ostomy Associations of America. Living with an ileostomy [EB/OL]. [2024-08-24]. https://www.ostomy.org/wp-content/uploads/2018/03/IleostomyGuide.pdf.

[43] 熊建玲．皮肤保护粉和防漏膏在肠造口护理中的运用效果[J]. 实用临床医学，2015，16(10)：88-90.

[44] 邓佩云，张永鸿，徐伟民．皮肤保护膜联合防漏膏预防造口患者皮肤受损的效果观察[J]. 当代护士(上旬刊)，2016(04)：73-74.

[45] 朱敏．可塑防漏贴环对回肠造口患者周围粪水性皮炎效果的影响[J]. 当代护士(中旬刊)，2021，28(12)：63-65.

[46] 陈丽明，席雅君，黄彩英，等．造口护肤粉联合无痛皮肤保护膜在肠造口粪水性皮炎患者中的应用效果[J]. 护理实践与研究，2019，16(21)：97-98.

[47] 杨井红，赵素青，钱云利，等．康乐保造口护理粉及皮肤保护膜在肠造口周围皮炎中的应用[J]. 护理实践与研究，2016，13(05)：58-59.

[48] 李丽钦．水胶体、液体敷料、造口护肤粉治疗肠造口周围皮炎护理

[J]. 中国卫生标准管理，2018，9（18）：133-134.
[49] 漆敏娜，刘海花，郭菁，等. 标准造口护理流程联合集束化护理模式在肠造口患者围术期的效果研究[J]. 黑龙江医药科学，2023，46（01）：36-38.
[50] 胡亚敏，刘真真，苏冬梅. 标准造口护理联合正念减压训练在结直肠癌造口患者中的应用[J]. 齐鲁护理杂志，2023，29（14）：19-22.
[51] 张蕊，孙晓林，张光云，等. 标准化造口管理流程联合造口身体形态评估表在门诊就诊肠造口者中的应用效果[J]. 中国肛肠病杂志，2022，42（08）：68-70.
[52] 刘学英，廖倩，周华，等. 结肠造口病人住院期间造口底盘更换时间的研究[J]. 护理研究，2016，30（07）：834-837.
[53] 秦旺喜，郭芸，贝学斌. 结肠造口底盘更换时间与造口周围皮炎发生关系的研究[J]. 医药前沿，2017，7（16）：213-214.
[54] WEISS M E，PIACENTINE L B. Psychometric properties of the readiness for hospital discharge scale[J]. Journal of nursing measurement，2006，14（03）：163-180.
[55] MABIRE C，COFFEY A，WEISS M. Readiness for hospital discharge scale for older people：psychometric testing and short form development with a three country sample[J]. Journal of advanced nursing，2015，71（11）：2686-2696.
[56] SCHMOCKER R K，HOLDEN S E，VANG X，et al. Association of patient-reported readiness for discharge and hospital consumer assessment of health care providers and systems patient satisfaction scores：a retrospective analysis[J]. Journal of the American College of Surgeons，2015，221（06）：1073-1082.
[57] KAYA S，SAIN GUVEN G，TELEŞ M，et al. Validity and reliability of the Turkish version of the readiness for hospital discharge scale/short form[J]. Journal of nursing management，2018，26（03）：295-301.

[58] 周燕燕，王蓓．结直肠癌患者出院准备度现状及其影响因素[J]．解放军护理杂志，2018，35(22)：29-33.
[59] WEISS M E，BOBAY K L，BAHR S J，et al. A model for hospital discharge preparation：from case management to care transition[J]. The Journal of nursing administration，2015，45(12)：606-614.
[60] 舒晴．结直肠癌患者出院准备度阶段性干预与评估研究[D]．十堰：湖北医药学院，2022.
[61] 董艳平，周萍，吴丽红，等．护士主导出院计划对造口术后患者出院准备度和造口心理适应的影响[J]．中国实用护理杂志，2022，38(01)：25-31.
[62] 赵煜华，王俊霞，吴田瑞，等．肠造口患者出院准备度干预方案的构建及应用[J]．护理学杂志，2023，38(09)：6-9.
[63] 夏丽敏，王婧玥，陈晓萱，等．基于信息 - 动机 - 行为技巧模型的健康教育对永久性肠造口患者出院准备度及出院早期造口并发症的影响[J]．中华现代护理杂志，2023，29(13)：1752-1758.
[64] 胡娇娇，王建宁，詹梦梅，等．肠造口患者居家护理需求质性研究的 Meta 整合[J]．中华护理杂志，2023，58(03)：357-365.
[65] 耿晨，吕琳，牛欢欢，等．“互联网 +”延续性护理在肠造口患者中应用效果的 Meta 分析[J]．广西医科大学学报，2020，37(05)：977-985.
[66] 冷雅楠，高维杰，李玉琦，等．永久性结肠造口患者同伴教育效果的 meta 分析[J]．职业与健康，2019，35(02)：259-263.
[67] JIN Y，WANG Y，MA H，et al. The efficacy and mechanism of positive psychological intervention on well-being for colostomy patients：a randomized controlled trial[J]. Supportive care in cancer，2022，30(07)：5747-5757.
[68] VISSER W S，TE RIELE W W，BOERMA D，et al. Pelvic floor rehabilitation to improve functional outcome after a low anterior resection：a systematic review[J]. Annals of coloproctology，2014，

30（03）：109-114.

[69] LIN Y H，YANG H Y，HUNG S L，et al. Effects of pelvic floor muscle exercise on faecal incontinence in rectal cancer patients after stoma closure[J]. European journal of cancer care，2016，25（03）：449-457.

[70] VAN DER HEIJDEN J A G，KALKDIJK-DIJKSTRA A J，PIERIE J P E N，et al. Pelvic floor rehabilitation after rectal cancer surgery：a multicenter randomized clinical trial（FORCE trial）[J]. Annals of surgery，2022，276（01）：38-45.

[71] KYE B H，KIM H J，KIM G，et al. The effect of biofeedback therapy on anorectal function after the reversal of temporary stoma when administered during the temporary stoma period in rectal cancer patients with sphincter-saving surgery：the interim report of a prospective randomized controlled trial[J]. Medicine，2016，95（18）：e3611.

[72] 杨娌. 盆底肌训练在肠造口还纳术病人大便失禁中的作用[J]. 循证护理，2018，4（10）：936-938.

[73] 叶新梅，赵洁，何丹丹，等. 结肠造口灌洗对永久性结肠造口患者远期生活质量影响的研究[J]. 实用临床护理学电子杂志，2020，5（18）：2-4.

[74] DELLAFIORE F，CARUSO R，BONAVINA L，et al. Risk factors and pooled incidence of intestinal stoma complications：systematic review and Meta-analysis[J]. Current medical research and opinion，2022，38（07）：1103-1113.

[75] PITTMAN J，COLWELL J，MULEKAR M S. Ostomy Complications and Quality of Life of Ostomy Support Belt/Garment Wearers：A Web-Based Survey[J]. Journal of wound，ostomy，and continence nursing，2022，49（01）：60-68.

[76] D'AMBROSIO F，PAPPALARDO C，SCARDIGNO A，et al. Peri-

stomal skin complications in ileostomy and colostomy patients: what we need to know from a public health perspective[J]. International journal of environmental research and public health, 2022, 20(01): 79.

[77] JABBAL I S, SPAULDING A C, LEMINI R, et al. Temporary vs. permanent stoma: factors associated with the development of complications and costs for rectal cancer patients[J]. International journal of colorectal disease, 2022, 37(04): 823-833.

[78] KRISHNAMURTY D M, BLATNIK J, MUTCH M. Stoma complications[J]. Clinics in colon and rectal surgery, 2017, 30(03): 193-200.

[79] HARDT J, MEERPOHL J J, METZENDORF M I, et al. Lateral pararectal versus transrectal stoma placement for prevention of parastomal herniation[J]. The Cochrane database of systematic reviews, 2019, 4(04): CD9487.

[80] HARDT J, SEYFRIED S, WEISS C, et al. A pilot single-centre randomized trial assessing the safety and efficacy of lateral pararectus abdominis compared with transrectus abdominis muscle stoma placement in patients with temporary loop ileostomies: the PATRASTOM trial[J]. Colorectal disease, 2016, 18(02): 81-90.

[81] HSU M Y, LIN J P, HSU H H, et al. Preoperative stoma site marking decreases stoma and peristomal complications: a meta-analysis[J]. Journal of wound, ostomy, and continence nursing, 2020, 47(03): 249-256.

[82] 许晶晶，张晓平. 临床护理路径对永久性肠造口患者并发症与生活质量的影响[J]. 护理实践与研究，2020，17(03)：103-106.

[83] 高洁，吴日英，黄英隆，等. 基于互联网 + 的延续性护理模式对结肠癌术后造口旁疝发生和生活质量的影响[J]. 中国数字医学，2019，14(06)：4-6.

[84] 贺婷，左莹，钟玉超. 时机理论下医护一体化延续性护理对结直肠癌术后造口患者康复效果的影响[J]. 检验医学与临床，2023，20(18)：2767-2772.

[85] 赖叶琼. 肠造口护理中延续性护理对改善并发症及自我护理的效果[J]. 中国医药科学，2020，10(09)：122-125.

[86] 李洁，顾倩. 延续性护理对结直肠癌造口患者术后生活质量的影响[J]. 国际护理学杂志，2019，38(10)：1522-1524.

[87] 刘榕，杨秀恋. 基于信息化的延续性护理干预在直肠癌术后结肠造口患者中的护理效果[J]. 中外医疗，2023，42(18)：173-177.

[88] 饶灿，陈妮. 基于微信平台的延续性护理在结直肠癌造口患者中的应用效果[J]. 中国民康医学，2023，35(06)：156-159.

[89] 张倩，李明. 延续性护理防治肠造口并发症的效果分析[J]. 中国肛肠病杂志，2019，39(08)：71-72.

[90] DE RAET J，DELVAUX G，HAENTJENS P，et al. Waist circumference is an independent risk factor for the development of parastomal hernia after permanent colostomy[J]. Diseases of the colon and rectum，2008，51(12)：1806-1809.

[91] THOMPSON M J. Incidence of parastomal hernia before and after a prevention programme[J]. Gastrointestinal nursing，2005，2(03)：23-27.

[92] 楼征，张卫. 肠造口的规范化实施及造口旁疝的预防策略[J]. 中国实用外科杂志，2022，42(07)：734-736，742.

[93] 赵改丽，赵婷婷，应晓燕，等. 3D 打印旁疝固定片在永久性结肠造口患者护理中的应用[J]. 护理学杂志，2022，37(19)：33-35.

[94] 黄桂芳，施姬，张曦，等. 造口旁疝腹带的制作及应用[J]. 中华护理杂志，2019，54(05)：798-800.

[95] 金鲜珍，樊慧，魏利敏，等. 两种造口旁疝腹带的设计及临床应用[J]. 护理学杂志，2015，30(14)：104-106.

[96] LI W，BENLICE C，STOCCHI L，et al. Does stoma site specimen

extraction increase postoperative ileostomy complication rates?[J]. Surgical endoscopy，2017，31（09）：3552-3558.

[97] 徐洪莲，王汉涛. 两种腹带治疗肠造口旁疝的效果观察[J]. 中华护理杂志，2005，40（06）：421-423.

[98] LANDMANN R G，CASHMAN A L. Ileostomy or colostomy care and complications[EB/OL]. [2024-04-30]. https://www.uptodate.com/contents/zh-Hans/ileostomy-or-colostomy-care-and-complications.

[99] 吴晓丽，杨秀兰，李晓琴，等. 回肠造口并发皮肤黏膜分离及缺血坏死一例护理体会[J]. 青海医药杂志，2022，52（08）：36-38.

[100] 中国研究型医院学会护理分会. 成人肠造口皮肤黏膜分离护理专家共识[J]. 中国研究型医院，2022，9（05）：9-12.

[101] GÜENAGA K F，LUSTOSA S A，SAAD S S，et al. Ileostomy or colostomy for temporary decompression of colorectal anastomosis[J]. The Cochrane database of systematic reviews，2007（01）：CD4647.

[102] RONDELLI F，REBOLDI P，RULLI A，et al.Loop ileostomy versus loop colostomy for fecal diversion after colorectal or coloanal anastomosis：a meta-analysis[J]. International journal of colorectal disease，2009，24（05）：479-488.

[103] CHEN J，WANG D R，ZHANG J R，et al. Meta-analysis of temporary ileostomy versus colostomy for colorectal anastomoses[J]. Acta chirurgica Belgica，2013，113（05）：330-339.

[104] GENG H Z，NASIER D，LIU B，et al. Meta-analysis of elective surgical complications related to defunctioning loop ileostomy compared with loop colostomy after low anterior resection for rectal carcinoma[J]. Annals of the Royal College of Surgeons of England，2015，97（07）：494-501.

[105]《造口旁疝分型专家微共识（2022 版）》编审委员会，《中华疝和腹

壁外科杂志（电子版）》编委会，全国卫生产业企业管理协会疝和腹壁外科产业及临床研究分会造口旁疝学组. 造口旁疝分型专家微共识（2022 版）[J]. 中华疝和腹壁外科杂志（电子版），2022，16（05）：495-496.

[106] ZHANG Y，XIAN H，YANG Y，et al. Relationship between psychosocial adaptation and health-related quality of life of patients with stoma：a descriptive，cross-sectional study[J]. Journal of clinical nursing，2019，28（15-16）：2880-2888.

[107] COLWELL J C，MCNICHOL L，BOARINI J. North America wound，ostomy，and continence and enterostomal therapy nurses current ostomy care practice related to peristomal skin issues[J]. Journal of wound，ostomy，and continence nursing，2017，44（03）：257-261.

[108] PARK S，LEE Y J，OH D N，et al. Comparison of standardized peristomal skin care and crusting technique in prevention of peristomal skin problems in ostomy patients[J]. Journal of Korean Academy of Nursing，2011，41（06）：814-820.

[109] RATLIFF C R，GOLDBERG M，JASZAROWSKI K，et al. Peristomal skin health：a WOCN society consensus conference[J]. Journal of wound，ostomy，and continence nursing，2021，48（03）：219-231.

[110] COLLADO-BOIRA E，BOLDO-RODA P，BERNAT-ADELL M D，et al. Effectiveness of semiocclusive sodium carboxymethyl cellulose fibers and hydrocolloid dressings for irritant peristomal dermatitis：a case series[J]. Advances in skin & wound care，2021，34（09）：493-497.

[111] 卢贤英，高静，柏丁兮，等. 11 种干预方式治疗肠造口周围皮炎疗效的网状 Meta 分析[J]. 循证护理，2023，9（02）：191-199.

[112] DOUGHTY D. Principles of ostomy management in the oncology

patient[J]. The journal of supportive oncology, 2005, 3(01): 59-69.

[113] 张萌，刘越，黄燕波，等. 基于证据的回肠膀胱造口周围刺激性皮炎护理临床实践的调查[J]. 中华现代护理杂志，2020，26(28): 3913-3919.

[114] GRAY M, COLWELL J C, DOUGHTY D, et al. Peristomal moisture-associated skin damage in adults with fecal ostomies: a comprehensive review and consensus.[J]. Journal of wound, ostomy, and continence nursing, 2013, 40(04): 389-399.

[115] Ostomy Guidelines Task Force, GOLDBERG M, AUKETT L K, et al. Management of the patient with a fecal ostomy: best practice guideline for clinicians[J]. Journal of wound, ostomy, and continence nursing, 2010, 37(06): 596-598.

[116] SIVAPURAM M S. Stoma: care and assessment[J]. The JBI EBP Database, 2021: JBI-ES-2244-1.

[117] LANDIS M N, KEELING J H, YIANNIAS J A, et al. Results of patch testing in 10 patients with peristomal dermatitis[J]. Journal of the American Academy of Dermatology, 2012, 67(03): e91-e104.

[118] NAVARRO-TRIVIÑO F J, VEGA-CASTILLO J J, DE CADIZ V A C, et al. Generalized allergic contact dermatitis after periostomal dermatitis caused by Stomahesive paste(ConvaTec)[J]. Contact dermatitis, 2021, 85(04): 479-481.

[119] DISSEMOND J, ASSENHEIMER B, GERBER V, et al. Moisture-associated skin damage(MASD): A best practice recommendation from Wund-D.A.CH[J]. Journal der Deutschen Dermatologischen Gesellschaft, 2021, 19(06): 815-825.

[120] MORSS-WALTON P C, YI J Z, GUNNING M E, et al. Ostomy 101 for dermatologists: managing peristomal skin diseases[J]. Derma-

tologic therapy，2021，34（05）：e15069.

[121] 中国成人念珠菌病诊断与治疗专家共识组．中国成人念珠菌病诊断与治疗专家共识[J]．中华内科杂志，2020，59（01）：5-17.

[122] LE BER F. Using a novel breathable silicone adhesive（Sil2 technology）in stoma appliances to improve peristomal skin health：answering the key questions[J]. British journal of nursing，2021，30（Sup8）：19-24.

[123] BELFIELD-COCKINGS K. A new approach with a novel silicone adhesive stoma bag：a clinical study on peristomal skin and quality of life[J]. British journal of nursing，2022，31（06）：S40-S47.

[124] 乔祎，奚蓓华，查庆华．造口门诊医疗器械相关性压力性损伤的现状调查及对策[J]．蚌埠医学院学报，2021，46（12）：1788-1791.

[125] RAMBHIA P H，CONIC R R Z，MURAD A，et al. Updates in therapeutics for folliculitis decalvans：a systematic review with evidence-based analysis[J]. Journal of the American Academy of Dermatology，2019，80（03）：794-801.

[126] 曹国海．20 例造口周围坏疽性脓皮病的分析[J]．国外医学．外科学分册，2000（06）：377-378.

[127] 孙懿松，许方蕾，黄盛松．结肠造口并发坏疽性脓皮病 1 例多学科团队合作护理[J]．上海护理，2019，19（06）：61-63.

[128] 魏惠燕，胡宏鸯，王瑛，等．难治性克罗恩病造口周围坏疽性脓皮病行联合治疗 1 例的护理[J]．护理与康复，2017，16（07）：796-798.

[129] 叶新梅，何丹丹，梁伟文，等．造口周围坏疽性脓皮病的临床特点及护理体会[J]．中华炎性肠病杂志（中英文），2019，3（04）：341-344.

[130] 胡薇，喻德洪．肠造口静脉曲张出血的诊治进展[J]．中国现代普通外科进展，2005，8（01）：6-7.

[131] 邹燕蕾. 一例缝线反应导致造口肉芽肿患者的护理[J]. 世界最新医学信息文摘(连续型电子期刊), 2015, 15(89): 224-225.
[132] 斯钦图亚. 一例造口肉芽肿患者的护理[J]. 内蒙古医学杂志, 2017, 49(11): 1365-1367.